聴こえの臨床

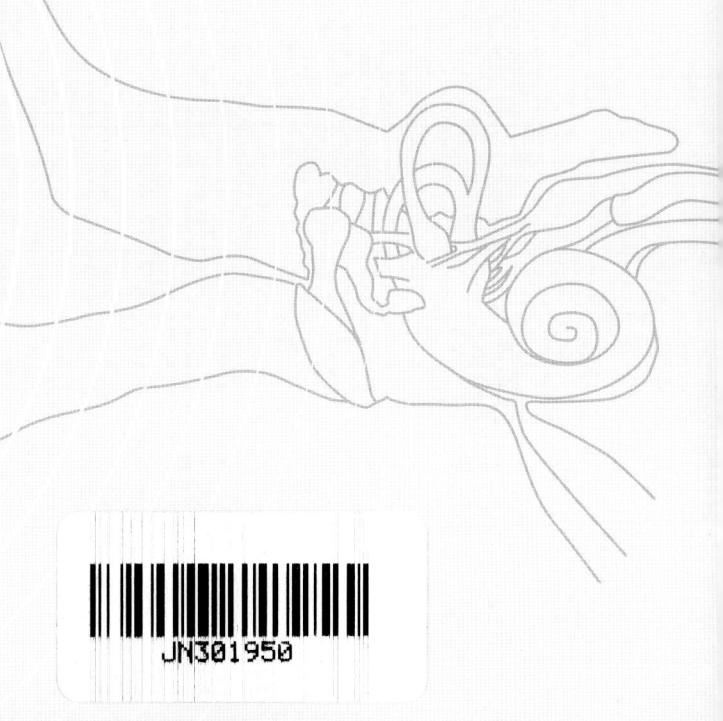

大阪市立大学名誉教授
中井義明 著

株式会社 新興医学出版社

序

耳科学の進歩はいちじるしく，私が耳鼻咽喉科学を志した40数年前と比べて隔世の感がある。難聴，耳鳴を主訴とする疾患は数多いが，これらの病巣部位や程度の診断には基本となる純音聴力検査とともに脳波上の聴性誘発反応，蝸電図，インピーダンスオージオメトリ，誘発耳音響放射の開発，側頭骨の単純X線検査とともに1〜2mm切片の断層X線検査，CT-SCAN，MRI，PETの発達などがみられる。いずれの疾患においても，その生理および病態を熟知していなければ的確な診断，治療はなし得なく，ひいてはその進歩もあり得ない。

聴器の形態的研究は1800年代のCorti，Retziusらの観察以来，1950年代に電子顕微鏡の導入までほとんどその進歩はみられなかったが，透過電顕ついで1956年走査電顕の聴器研究への応用により，それまで想像し得なかった種々の新知見が得られている。一方これに電気生理，生化学，分子生物学の応用も加わり，形態と機能両面より聴器がよりよく理解されてきた。これらの検索を土台とし的確な診断がなされ，その治療法も改善され，難治といわれている難聴も軽快あるいは治癒する例も増加している。近年急速に普及している人工内耳，遺伝子診断の一部は実用化されており，今後は感音難聴に対する遺伝子治療，再生医学の応用による難聴治療の進歩が今世紀における大きな課題といえる。

難聴の治療にはまず病態を知ることと診断が必要であり，種々の断片的に記載された専門書がすでに数多くみられる。しかしこれら三者が系統立て，記載された専門書がないのを私自身も不便に感じていた。以前に新興医学出版社，服部秀夫氏よりのお奨めがあったのを機会に，難聴に関して，臨床，研究に従事して得たのを平易にまとめたのが"難聴"として出版され，第3刷りを重ねた。今回耳科学の進歩に応じその内容を大幅に一新した。

本書には難聴に関する基礎的研究，臨床における診断，治療についてあらゆる基本的なことからごく最近の知見までを包含している。したがって医学生，医師の卒後研修，日常の診療に役立つのみでなく，言語聴覚士，臨床検査技師の方々の実地の聴覚検査にも役立つよう配慮した。

本書の完成には坂下哲史（大阪市立大学）ならびに安彦博之（東神実業KK），鳥畑純一（エイ・エッチ・エス・ジャパンKK）諸氏の御協力を得たことに感謝の意を表する。

2003年6月

中井義明

目　次

第1章　緒　言 …………………………………………………………………………………………1

第2章　聴器の臨床解剖 ………………………………………………………………………………3
 1. 外　耳 ……………………………………………………………………………………………3
 2. 中　耳 ……………………………………………………………………………………………4
  a. 鼓　膜 ………………………………………………………………………………………4
  b. 鼓　室 ………………………………………………………………………………………5
   1) 上鼓室 …………………………………………………………………………………5
   2) 下鼓室 …………………………………………………………………………………6
   3) 中鼓室 …………………………………………………………………………………6
  c. 耳小骨 ………………………………………………………………………………………6
  d. 血　管 ………………………………………………………………………………………7
  e. 神　経 ………………………………………………………………………………………7
  f. 中耳腔粘膜 …………………………………………………………………………………7
  g. 乳突洞および乳突蜂巣 ……………………………………………………………………7
  h. 耳　管 ………………………………………………………………………………………9
 3. 内　耳 ……………………………………………………………………………………………10
  a. 鼓室階壁 ……………………………………………………………………………………11
   1) らせん板縁 ……………………………………………………………………………11
   2) 基底板およびらせん血管 ……………………………………………………………12
   3) ラセン器（コルチ器）…………………………………………………………………12
  b. 外側壁 ………………………………………………………………………………………15
  c. 前庭階壁（ライスネル膜）…………………………………………………………………16
  d. 内耳の血管 …………………………………………………………………………………17
 4. 聴覚中枢経路 ……………………………………………………………………………………19
 5. アブミ骨筋反射の反射経路 ……………………………………………………………………19

第3章　聴覚生理 ………………………………………………………………………………………21
 1. 耳介および外耳道 ………………………………………………………………………………23
 2. 鼓膜および耳小骨 ………………………………………………………………………………23
 3. 耳　管 ……………………………………………………………………………………………23
 4. 乳突蜂巣 …………………………………………………………………………………………24
 5. 蝸　牛 ……………………………………………………………………………………………24
  a. 骨伝導の機構 ………………………………………………………………………………24

　　　　　1）圧縮骨導 ……………………………………………………………24
　　　　　2）慣性骨導 ……………………………………………………………25
　　　b．聴覚理論 ………………………………………………………………25
　　　c．蝸牛の電気現象 ………………………………………………………25
　　　　　1）蝸牛電気反応 ………………………………………………………26
　　　　　2）Summating potential ……………………………………………26
　　　　　3）蝸牛内リンパ電位 …………………………………………………26
　　　　　4）ラセン器内負電位 …………………………………………………26
　　　　　5）蝸牛神経活動電位 …………………………………………………27
　　　d．感覚細胞および求心，遠心神経 ……………………………………27
　6．聴覚中枢路および大脳皮質領域 …………………………………………27

第4章　難聴の原因およびその病態 …………………………………………29
Ⅰ．外耳性難聴 ……………………………………………………………………29
1．外耳道閉鎖症 …………………………………………………………………29
2．耳垢栓塞，異物 ………………………………………………………………29
3．外耳道炎 ………………………………………………………………………29
4．鼓膜疾患 ………………………………………………………………………29
Ⅱ．中耳性難聴 ……………………………………………………………………30
1．急性中耳炎 ……………………………………………………………………30
2．滲出性中耳炎および耳管狭窄症 ……………………………………………30
3．慢性中耳炎 ……………………………………………………………………30
4．耳硬化症 ………………………………………………………………………31
5．その他 …………………………………………………………………………31
Ⅲ．内耳性難聴 ……………………………………………………………………32
1．一般的な蝸牛の形態異常 ……………………………………………………33
　　a．感覚細胞および神経線維および終末の形態異常 ……………………33
　　b．血管条の形態異常 ………………………………………………………34
2．各種原因による蝸牛の異常 …………………………………………………35
　　a．聴器毒性薬物による蝸牛障害 …………………………………………35
　　　　1）アミノ配糖体系薬物 …………………………………………………35
　　　　2）抗腫瘍薬による蝸牛障害 ……………………………………………36
　　　　3）ループ利尿薬による蝸牛障害 ………………………………………37
　　　　4）ループ利尿薬とアミノ配糖体系薬物の併用投与による蝸牛障害 …37
　　b．機械的刺激による蝸牛障害 ……………………………………………39
　　　　1）強大音による蝸牛障害（音響外傷） ………………………………39
　　　　2）振動による蝸牛障害 …………………………………………………40

3) 頭部外傷による蝸牛障害 ··· 40
　c. 加齢による蝸牛の変化（老人性難聴）·· 41
　d. 突発性難聴 ··· 41
　e. 外リンパ瘻（内耳窓破裂症）·· 42
　f. 急性低音障害型感音難聴（低音型突発難聴）··· 42
　g. メニエール病 ·· 43
　h. 先天性難聴 ··· 44
　　　1) 遺伝性難聴 ·· 44
　　　2) 妊娠中の原因による難聴 ·· 46
　i. その他の蝸牛障害 ·· 46

第5章　難聴の診断（聴覚検査） ·· 49
I. 難聴の程度 ··· 49
II. 純音聴力検査 ··· 50
1. 音叉による検査 ··· 50
　a. ウェーバー（Weber）法 ·· 50
　b. リンネ（Rinne）法 ··· 50
　c. シュワバッハ（Schwabach）法 ··· 50
　d. ジェレ（Gellé）法 ·· 51
2. オージオメータによる検査 ··· 51
　a. 気導聴力検査 ··· 53
　b. 骨導聴力検査 ··· 54
　c. マスキング（masking 遮蔽） ·· 54
　d. 聴力障害の型 ··· 64
　e. 閾値上検査法（補充現象の検査）·· 64
　　　1) バランステスト（ABLBテスト, alternate binaural loudness balance test, Fowlerによる）········ 64
　　　2) DL検査（difference limen test, 音の強さの弁別閾）··· 65
　　　3) SISI検査（short increment sensitivity index test）··· 66
　f. 負荷聴力検査法 ·· 66
　　　1) 耳栓骨導検査（恩地法）··· 66
　　　2) シャールゾンデ（Schallsonde）検査 ··· 67
　　　3) 鼓膜穿孔閉鎖検査（patch test）··· 67
　g. 自記オージオメトリー ··· 67
III. 語音聴力検査 ··· 69
　a. 語音明瞭度検査（speech discrimination or articulation test 語音弁別能検査）············ 69
　b. 語音聴取閾値検査（speech reception threshold test, SRT）······································ 74
　c. 歪語音明瞭度検査 ··· 75

d. 両耳聴検査 ··· 76
　　　　1) 方向感検査 ·· 76
　　　　2) 両耳合成能検査 ·· 76
　　　　3) 両耳分離能検査 ·· 76
IV. 幼児聴力検査 ··· 76
　　a. 遊戯聴力検査 ··· 77
　　　　1) ピープショウテスト（のぞき絵検査） ···························· 77
　　　　2) 数遊び検査 ·· 77
　　b. 条件詮索反応聴力検査（conditioned orientation response audiometry，COR） ······ 77
　　c. 聴性行動反応聴力検査（behavioral observation audiometry, BOA） ············· 78
　　d. 新生児聴力検査 ··· 78
V. 他覚的聴力検査 ··· 78
　1. 聴性誘発反応（ERA） ·· 80
　　a. 蝸電図（electrocochleogram, E coch G） ··································· 82
　　b. 聴性脳幹反応（auditory brainstem response, ABR） ······················ 82
　2. 皮膚電気反応聴力検査（galvanic skin response audiometry, GSR audiometry） ·· 85
　3. インピーダンスオージオメトリー（impedance audiometry） ·················· 85
　　a. ティンパノメトリー（tympanometry） ······································· 86
　　b. 静的コンプライアンス（static compliance）およびインピーダンス ········ 87
　　c. 音響性耳小骨筋反射（acoustic reflex，アブミ骨筋反射 stapedius reflex, SR） ··· 88
　4. 耳音響放射（otoacoustic emissions） ·· 89
　　　　1) 誘発耳音響放射（transiently evoked OAE；EOAE, TEOAE） ········· 90
　　　　2) 歪成分耳音響放射（distortion-product OAE；DPOAE） ············· 91
　　　　3) 自発耳音響放射（spontaneous OAE；SOAE） ························· 92
　　臨床応用 ··· 92
　5. その他の検査 ··· 93
　6. 詐聴の検査 ··· 93
　　a. ステンゲル法（Stenger test） ··· 93
　　b. Deafler-Stewart 法 ·· 93
　　c. ロンバール法（Lombard's test） ·· 93
　　d. 緩速語音聴取法 ··· 93
　　e. 自記オージオメトリー ··· 94
　　f. 他覚的聴力検査による方法 ··· 94
VI. 鑑別診断 ··· 94
　1. 耳　漏 ·· 94
　　a) 耳垢 ·· 94
　　b) 漿液性 ··· 94

- c）粘液性 …………………………………………94
- d）膿性 ……………………………………………94
- e）悪臭をともなう耳漏 …………………………94
- f）血性 ……………………………………………94
- g）髄液漏 …………………………………………94
- h）耳漏分泌増量 …………………………………94

2. 耳　鳴（tinnitus） ……………………………94
- a．広義の耳鳴 ……………………………………95
- b．自覚的耳鳴 ……………………………………95
- c．耳鳴検査 ………………………………………95

3. 難　聴 ……………………………………………96

Ⅶ．X線，CT，MRIおよびPET検査 ………96

1. 単純撮影 …………………………………………96
2. 断層撮影 …………………………………………97
   - a．側面像 ………………………………………97
   - b．前頭面像 ……………………………………97
3. コンピュータ断層撮影（CT-スキャン）………98
4. MRI（磁気共鳴画像）……………………………98
5. PET（positron emission tomography）………98

第6章　治　療 …………………………………101

Ⅰ．外耳疾患に対して ……………………………101

Ⅱ．中耳疾患に対して ……………………………101

1. 鼓膜穿孔 …………………………………………101
2. 滲出性中耳炎，耳管狭窄症 ……………………101
   - a）治療方針 ……………………………………101
   - b）原因療法 ……………………………………101
   - c）通気療法 ……………………………………101
   - d）耳管，鼓室内への薬物療法 ………………101
   - e）手術的療法 …………………………………101
3. 急性中耳炎 ………………………………………102
4. 慢性中耳炎 ………………………………………102
   - a）保存的治療 …………………………………102
   - b）手術的療法 …………………………………103
5. 耳硬化症 …………………………………………103

Ⅲ．内耳疾患に対して ……………………………103

1. 代謝賦活 …………………………………………105

2. 血流改善 …………………………………………………………………… 105
3. 副腎皮質ステロイド薬 …………………………………………………… 105
4. 高気圧酸素療法 …………………………………………………………… 105
5. ループ利尿薬療法 ………………………………………………………… 105
6. 中耳試験開放術 …………………………………………………………… 107
7. その他 ……………………………………………………………………… 107
8. 耳鳴に対して ……………………………………………………………… 108
  a. キシロカイン静注療法 …………………………………………… 108
  b. マスカー療法 ……………………………………………………… 108
  c. TRT（tinnitus retraining therapy）……………………………… 108
  d. 大後頭神経ブロック法 …………………………………………… 108
  e. 鍼治療 ……………………………………………………………… 108
9. 人工内耳（cochlear implant）…………………………………………… 109
10. 補聴器 ……………………………………………………………………… 110

  付録 ………………………………………………………………………… 117
  文献 ………………………………………………………………………… 129

第1章　緒　言

　難聴と一言で表現される症状には，障害部位，原因が非常に多彩に存在する。すなわち外耳より入った音刺激が大脳側頭葉聴野に到達する経路のうち，どの部位に病変があっても難聴が発現する。
　障害部位によって難聴は，
　(1) 伝音難聴
　(2) 感音難聴
　　　　内耳性難聴（迷路性難聴）
　　　　　後迷路性難聴
　　　　　　末梢性難聴
　　　　　　脳幹性難聴
　　　　　　皮質性難聴
　(3) 混合性難聴
に分類される（図1）。
　これら原因，病変部位を的確に証明するために，簡単なものより複雑な手法までの多くの検査法がある。これらの検査法によってもなお障害部位あるいは原因の不明な例もあり，現在なお改良，開発されつつある。治療法は障害部位や原因の差異に応じて異なる。これに関しても完全な治療法にはほど遠い感音難聴が多く，その基礎を築くためヒトあるいは動物の聴器を使用して種々の基礎的研究が行われている。

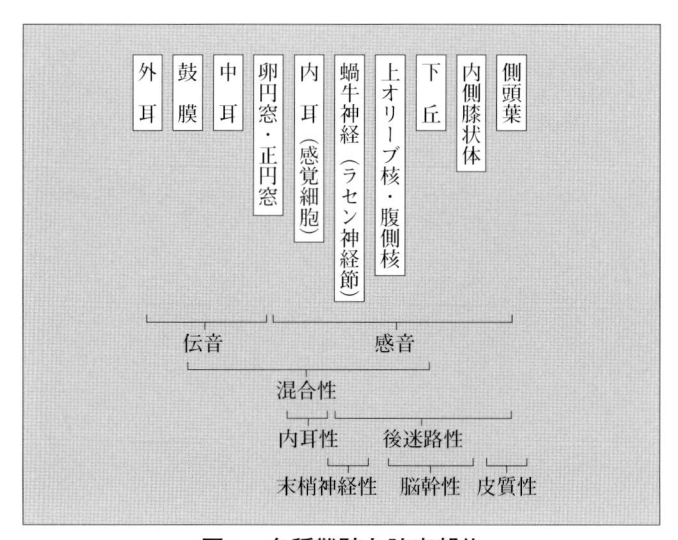

図1．各種難聴と障害部位

難聴の随伴症状として耳鳴，めまいを訴えることも多く，これが難聴以上に苦痛の場合もある．各疾患によって難聴，耳鳴の程度，性質が異なるが，これらに対して，まず種々の検査により診断がなされ，ついで治療がなされる．これらを的確に行うにはその基礎となる聴器の解剖，生理ならびに病態を熟知しなければならない．逆にいえばこの基礎を十分に理解していれば，その診断，治療も容易となりその発展も期待される．

第2章　聴器の臨床解剖

聴器，平衡器である耳は，外耳，中耳，内耳よりなっている。外耳は側頭骨外側に，中耳，内耳は側頭骨内側に存在する（図2）。

1. 外　耳

耳介と外耳道よりなる。耳介は軟骨を基盤とする。

外耳道は耳珠より鼓膜までの部分でその長さは成人前壁（耳珠〜鼓膜）で3.6cm，後壁（耳甲介腔の底面，外耳道入口部〜鼓膜）で2.4cmである。真直ぐでなく，外耳孔より前方へ，ついで後上方へ，さらに前下方へ屈曲している。よって鼓膜を視診するには耳介を後上方へ牽引し，外耳道を真直ぐにする必要がある。

外側1/3は軟骨で囲まれ，毛嚢，皮脂腺，耳垢腺がある。内側2/3は骨部で囲まれ，この部の皮膚には皮脂腺，毛嚢は存在しない。ただし新生児では骨部はほとんど存在しない。

外耳道は上顎動脈の耳介枝により栄養され，静脈はこれらに沿っているが，顔面静脈，外頸静脈に沿ぐ。三叉神経第3枝および迷走神経耳介枝が外耳道ならびに鼓膜表面を支配している。外耳道を刺激すると，咳嗽発作が起こるのはこの迷走神経が刺激されることによる。

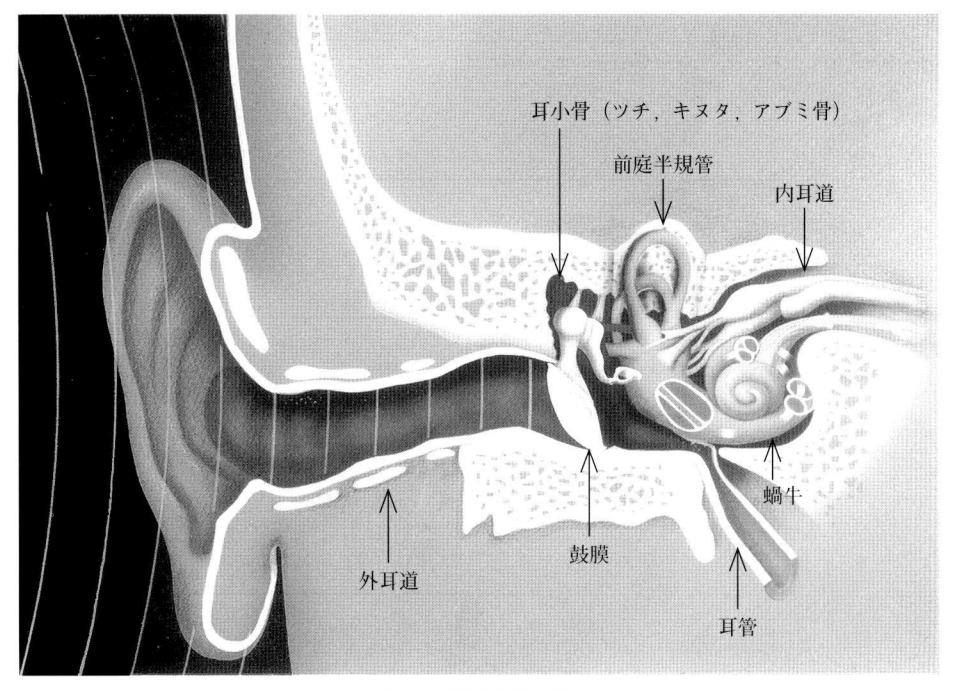

図2. 聴器の解剖図

2. 中 耳

鼓膜，鼓室，耳管，乳突洞，乳突蜂巣よりなる。

a 鼓 膜

長径約9mm，短径約8.5mmの楕円形の膜で，新生児では水平に近く張っているが成人では40〜50°外側に傾斜している[1,2]（図3）。

厚さは約0.1mmで，4層よりなり，外側より外耳道皮膚の続きである扁平上皮（外層），その内側は放射状に走る膠原線維，その内側に輪状に走行する線維（中層，固有層），最内側は鼓室粘膜の扁平上皮よりなる（内層）[3〜5]（図4）。

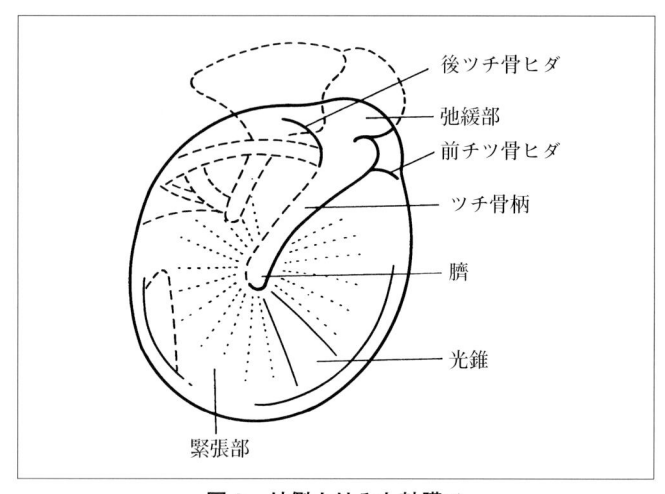

図3. 外側よりみた鼓膜[44]

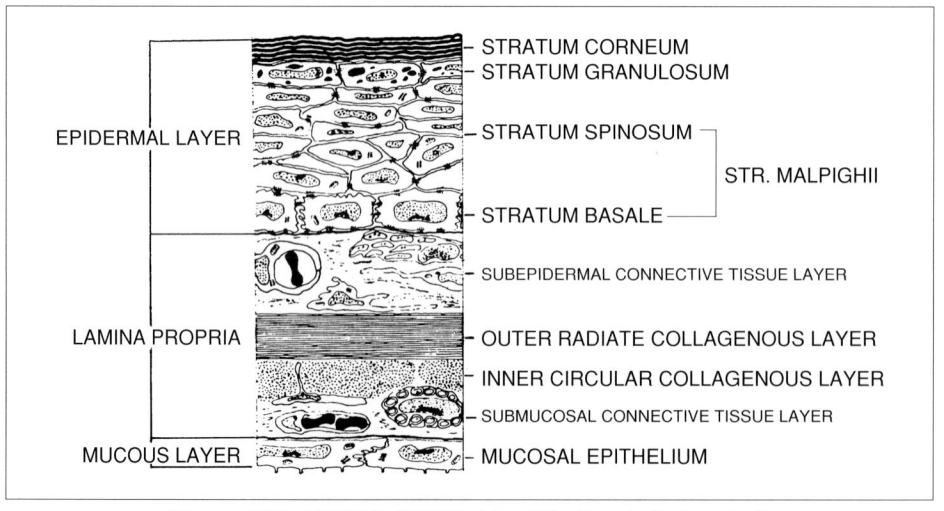

図4A. 鼓膜（緊張部）断面図（リス猿）（Limによる，1968）

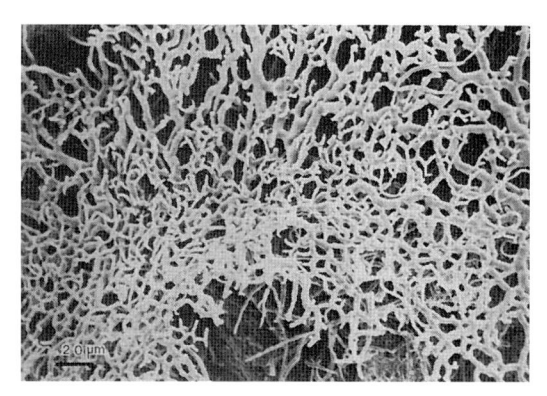

図4B. 外耳道より鼓膜への血管網（モルモット）

弛緩部には固有層内の線維の走行は一定せず薄いので穿孔が生じると閉鎖しにくく，また鼓室内外の気圧の影響を受けやすい。

鼓膜は上方の弛緩部と大部分を占める緊張部とに分けられる。緊張部周辺部では厚くなり，線維軟骨輪に移行し鼓膜溝に固着して鼓膜輪を形成している。後上部ではこの鼓膜輪が欠如している。この部は弛緩部Schrapnell膜でおおわれ，切痕の前端より後端にかけ，Prussak線維が張り，緊張部と弛緩部との境界をなしている。

ツチ骨柄およびその短突起が鼓膜に付着しているのが外耳道側よりみられる。ほぼ中央部でツチ骨柄の先端部を臍といい，これより前下方に光をあてるとその反射がみられる。これを光錐という。

血管：顎動脈の深耳介枝，前鼓室枝，後耳介動脈の茎乳突枝が分布している。

神経：外側は三叉神経第3枝（V_3），顔面神経（Ⅶ），迷走神経（Ⅹ）により，内側は舌咽神経（Ⅸ）により支配されている。弛緩部は神経線維が豊富に存在する。

b 鼓室

鼓室腔は6つの面を持つ長方形の腔で，上下径および前後径は約15mmである（図5）。

上壁：中頭蓋窩に接す。

下壁：薄い骨を隔てて頸動脈球が存在する。

外側壁：鼓膜

内側壁：骨迷路壁にあたる。水平半規管外側壁，顔面神経水平部，鼓室岬，卵円窓（前庭窓），正円窓（蝸牛窓）などが存在する。

後壁：外耳道後壁の内側部で，その中に顔面神経垂直部およびそれより分枝する鼓索神経が存在する。またアブミ骨筋腱の付着部（錐体隆起）や内側陥凹部，鼓室洞が存在する。上方は乳突洞口を介して乳突洞，乳突蜂巣につらなる。

前壁：耳管開口部，その上部に鼓膜張筋の入っている管が存在し，下内側に内頸動脈が接している。

鼓室は臨床上，上，中，下の3つに分けられる。

1）上鼓室

鼓膜弛緩部より上方を称し，ツチ骨頭，アブミ骨それに付着する粘膜ひだ（tympanic fold，鼓室壁

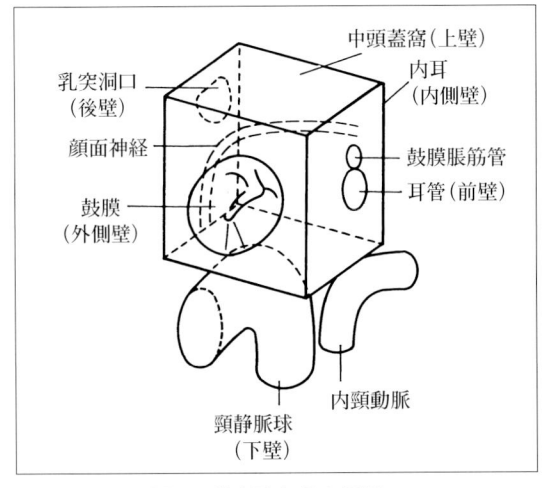

図5. 鼓室腔とその周囲[44]

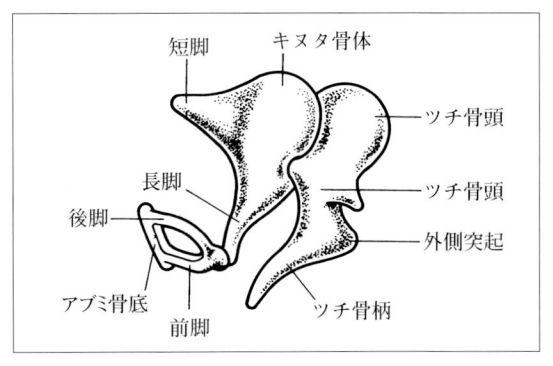

図6. 耳小骨（右側耳外側より観察）

や耳小骨の間に張っている薄い膜で，炎症の進展に影響が大である)，靱帯，プルサック腔などが存在する．中耳炎の際，この部の炎症，肉芽発生などが大である．

2) 下鼓室

外耳道下壁以下の部であり，その下壁に骨を介して頸静脈球が存在するが，まれに骨欠損があり頸静脈球が露出している場合がある．

3) 中鼓室

上，下鼓室の間でもっとも広く，鼓膜弛緩部に相当する．

c 耳小骨

鼓膜と内耳を接続する3つの可動性の小さな骨よりなる（図6）．

ツチ（槌）骨：鼓膜に付着している（柄，および短突起の部）もっとも大きい骨であり，約25mgの重量で，7.5～9mmの長さがある．キヌタ骨体と関節で連合し，鼓膜張筋，前，上，外ツチ骨靱帯が付着する．鼓膜張筋は，三叉神経により支配される．耳管上壁より後上方に走り，サジ状突起で直角に外方に曲がり，ツチ骨頸に腱をつける．鼓膜を内陥させて，振動を抑制する．

キヌタ（砧）骨：ツチ骨，アブミ骨と関節接合している骨で，重量20～30mg，長突起は7mm，短突起5mmの長さがある．キヌタ骨靱帯が付着する．

アブミ（鐙）骨：最内側に存在する最小の骨で，重量2～4mg，高さは2.5～3.5mm，楕円形の足板は長径3mm，短径0.7mmである．この足板は正円窓に輪状靱帯で付着している．頸部にアブミ骨筋が付着している．この筋は，顔面神経の枝により支配される．錐体隆起より出てアブミ骨に付着し，これを後上方に引き，可動性を制限する．これにより内耳に強大音の入るのをやわらげる．

d 血管

中耳腔には5つの動脈枝が分布している。すなわち外頸動脈よりの4つの枝，後耳介動脈→茎乳突動脈。上行咽頭動脈→下鼓室動脈。内頸動脈→前鼓室動脈。中硬膜動脈→上鼓室動脈および錐体動脈。内頸動脈の一分枝。これらは鼓室岬で吻合している。

静脈は動脈に並行して走るが，上錐体静脈洞，茎突静脈叢により内頸静脈に入る。

e 神経

知覚は舌咽神経（Ⅸ）の枝（Jacobson 神経）による。

交感神経は内頸動脈神経叢よりの上および下顎鼓室枝による。副交感神経は小浅錐体神経の枝により，これらは鼓室神経叢を形成している（図7）。

一方，顔面神経ならびにその枝である鼓索神経も中耳腔を通過している。

f 中耳腔粘膜

粘膜は耳管鼓室開口部付近は線毛細胞，杯細胞よりなるが，それより遠ざかるにつれてこれらは減少し，薄い扁平細胞よりなる（図8）。細胞質の濃染する細胞が混在するが，これに分泌機能があるといわれている。なお，乳突洞，蜂巣および耳小骨表面には孤立して線毛細胞が散在する。上皮下結合組織は薄く，骨に接し，いわゆる粘骨膜といわれる[6)〜13)]（図9，10）。

g 乳突洞および乳突蜂巣

鼓室後上部の乳突洞孔より乳突洞に続く。この大きな洞より種々の乳突蜂巣が連続する。

加齢とともに乳突部に含気化が進み，乳突蜂巣が発達し4〜5歳でほぼ形成される。この含気化の程度は非常に個人差があり，下記のごとく，その発育の程度により分類される[14)]。

気胞化良好型，板障型，混合型，硬化型

部位によりおのおのの群をなしており，下記のごとく名付けられている（図11）。

① 乳突部
乳突洞周囲蜂巣，天蓋部蜂巣，顔面神経周囲蜂巣，静脈洞周囲蜂巣，乳突先端蜂巣，終末蜂巣

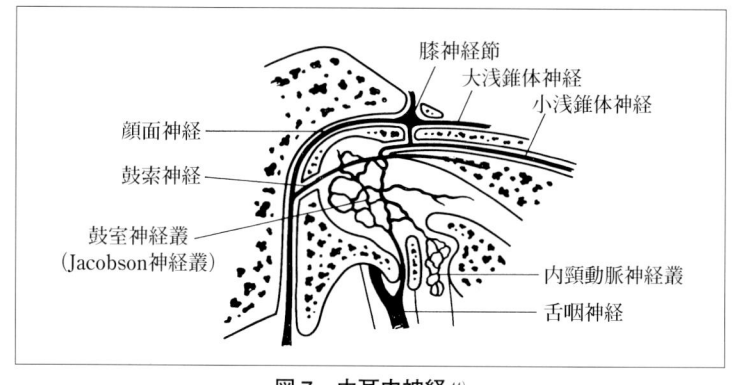

図7. 中耳内神経[44)]

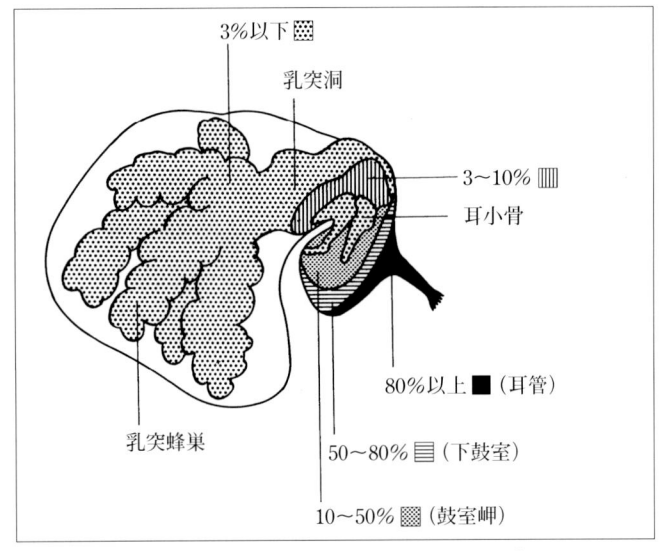

図8. 中耳腔粘膜上皮の繊毛細胞の分布

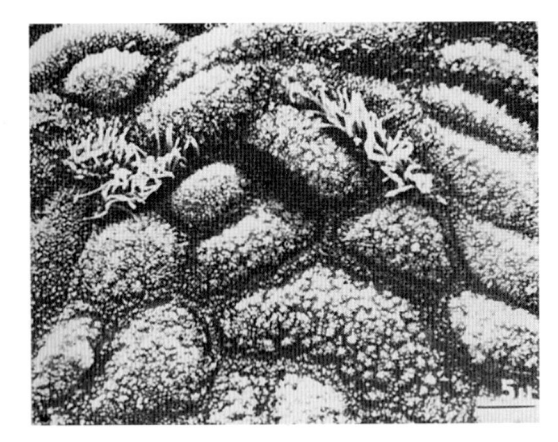

図9. 中耳腔粘膜表面像（Shimada-Limによる）[13]

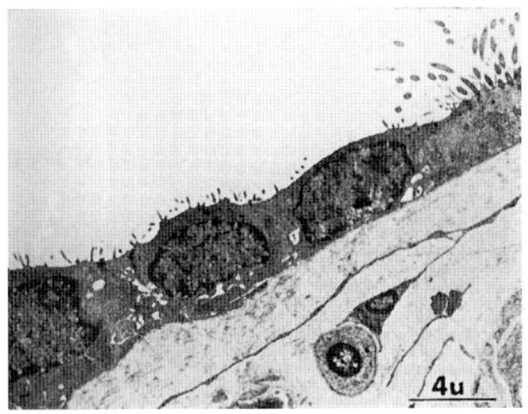

図10. 中耳腔内粘膜
微絨毛細胞と線毛細胞がみられる（Shimada-Limによる）[13]

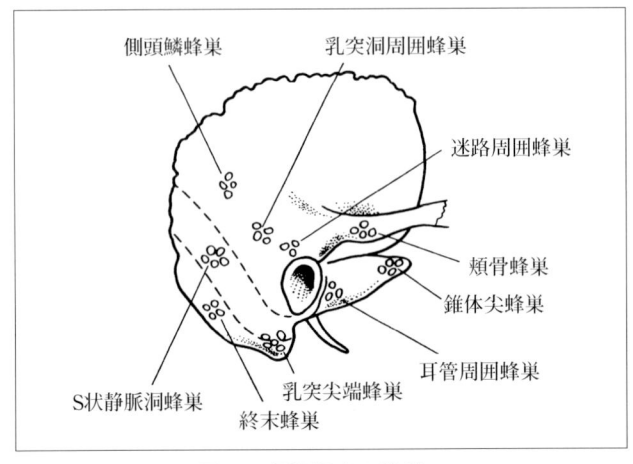

図11. 側頭骨内の蜂巣[44]

② 迷路周囲部
上下迷路蜂巣，およびその周辺の蜂巣
③ 錐体部
錐体尖蜂巣，および耳管周囲蜂巣
④ 側頭鱗部
鱗部蜂巣，および頬骨蜂巣

側頭骨は発生よりみると側頭鱗部と錐体部の異なった2つの部分より形成される．成人では，この2つは合体するが，時折，未成熟の際の錐体鱗縫合に沿って骨隔壁で分離されている場合がある．これをKörnerの隔壁といわれ，乳突蜂巣削開術の際この隔壁より深部の蜂巣をとり残すことがあるので記憶にとどめておく必要がある．

h 耳 管

耳管は鼓室前壁より前下方に走り鼻咽腔の耳管咽頭口に開口する管であり，3.1～3.8cmの長さがある．外側鼓室側1/3に骨壁があり，内側咽頭側2/3は軟骨をその壁に有する．この境界部は狭く，狭部といわれる．幼少児ではこの耳管内径は成人より大で短く水平に近い（図12）．

耳管は通常閉じているが，嚥下時などで開口する．軟骨は鉤状にこれを囲み，これに付着する口蓋帆張筋が耳管外側壁をひっぱり開口する．口蓋帆挙筋もこの際助力する（図13）．

耳管粘膜は多列線毛上皮により掩われ，杯細胞，腺組織が豊富に存在し，線毛運動ならびに分泌液により鼓室側より上咽頭のほうへ，液ならびに異物を絶えず運んでいる[8),12)]．咽頭口付近ではリンパ

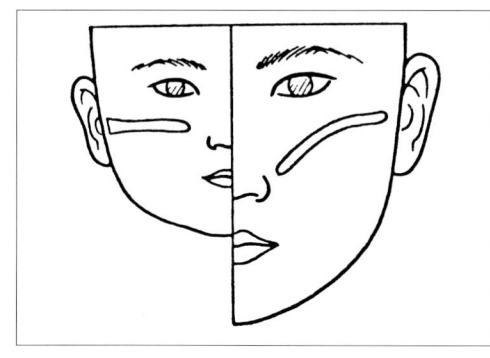

図12．耳管の走行[44)]
幼少時（左側）では水平に近く太く短い．

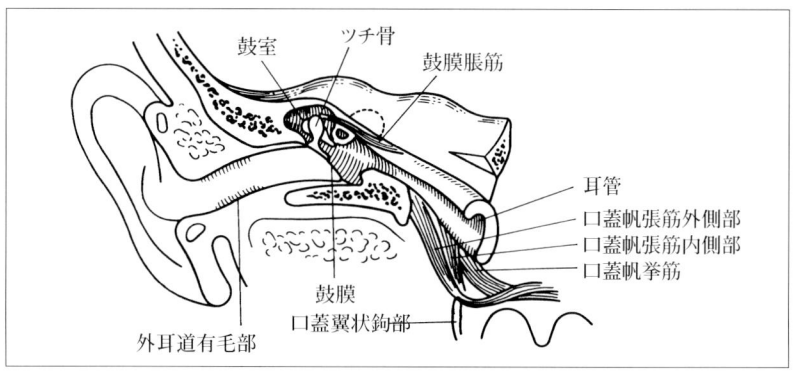

図13．外耳，中耳，耳管[44)]

組織も発達している。

支配神経は主に舌咽神経（Ⅸ）であるが咽頭口近くでは個体差があり50％は舌咽神経，他の50％は三叉神経第2枝である。

血管は外頸動脈よりの上行咽頭，上行口蓋，上鼓室，蝶口蓋動脈により支配を受けている。

3. 内 耳

側頭骨岩様部の中に存在し，骨迷路の内部に膜迷路がある。この両者の間は外リンパが充満し，これは蝸牛導水管を介して脳脊髄液腔に連絡している。一方膜迷路内にはK^+の高濃度に存在する内リンパが存在する。膜迷路には聴覚に対する終末受容器である蝸牛と，平衡感覚に対する前庭が存在し，これに内リンパ管，内リンパ嚢が付属している（図14A，B）。前庭は，さらに耳石器（卵形嚢，球形嚢）と3つの半規管からなっている。

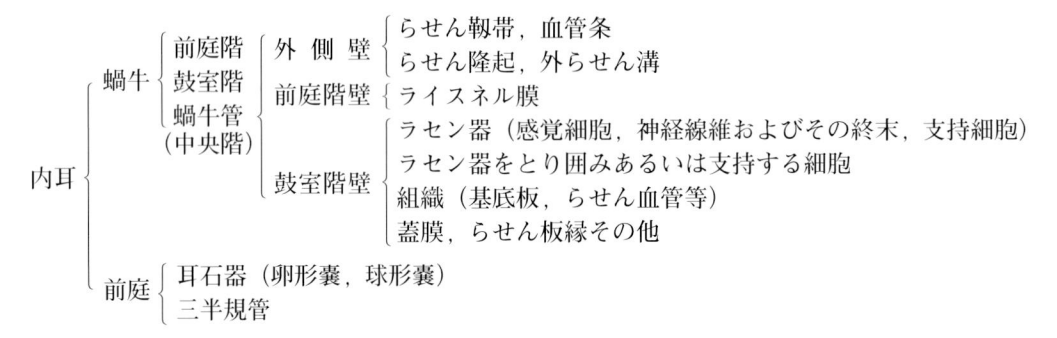

```
内耳 ┬ 蝸牛 ┬ 前庭階  ┬ 外 側 壁 ┬ らせん靱帯，血管条
     │      │ 鼓室階  │          └ らせん隆起，外らせん溝
     │      │ 蝸牛管  ├ 前庭階壁 ─ ライスネル膜
     │      └（中央階）│          ┌ ラセン器（感覚細胞，神経線維およびその終末，支持細胞）
     │                 │          │ ラセン器をとり囲みあるいは支持する細胞
     │                 └ 鼓室階壁 ┤ 組織（基底板，らせん血管等）
     │                            └ 蓋膜，らせん板縁その他
     │
     └ 前庭 ┬ 耳石器（卵形嚢，球形嚢）
            └ 三半規管
```

蝸牛は内耳のいわゆるpars inferiorに属し，中軸すなわち蝸牛軸の回りにカタツムリのように渦を巻いている。前庭半規管はpars superiorに属す。その巻き数は動物により異なるが，ヒトでは2回転半（図15），モルモットでは4回転半ある。蝸牛の基底回転の下半部は中耳腔の内壁であり，鼓室岬角を形成している。蝸牛は前庭階，鼓室階と蝸牛管からなっている（図16）。前庭階と鼓室階には外

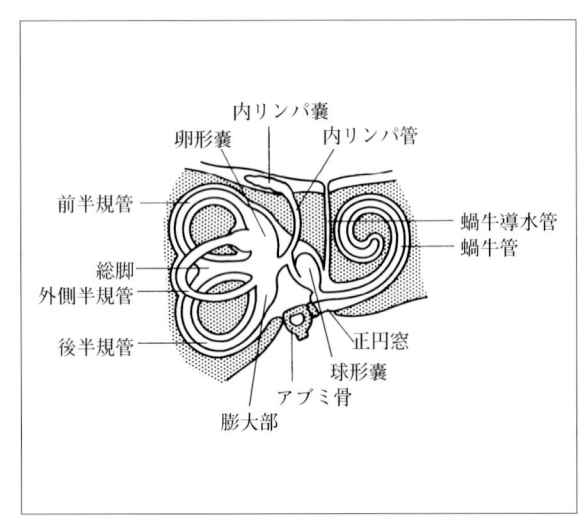

図14A. 中 耳

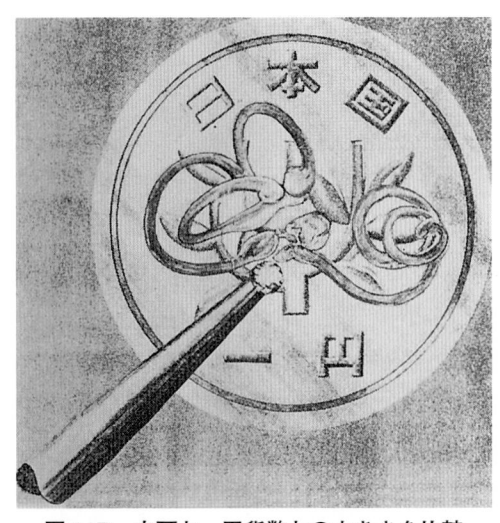

図14B. 内耳と一円貨幣との大きさを比較

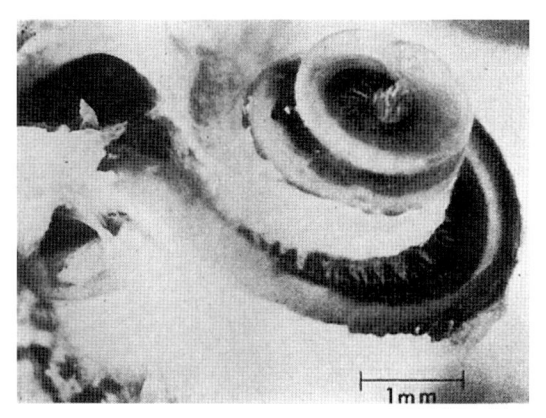

図 15. ヒト蝸牛（Johnsson による）

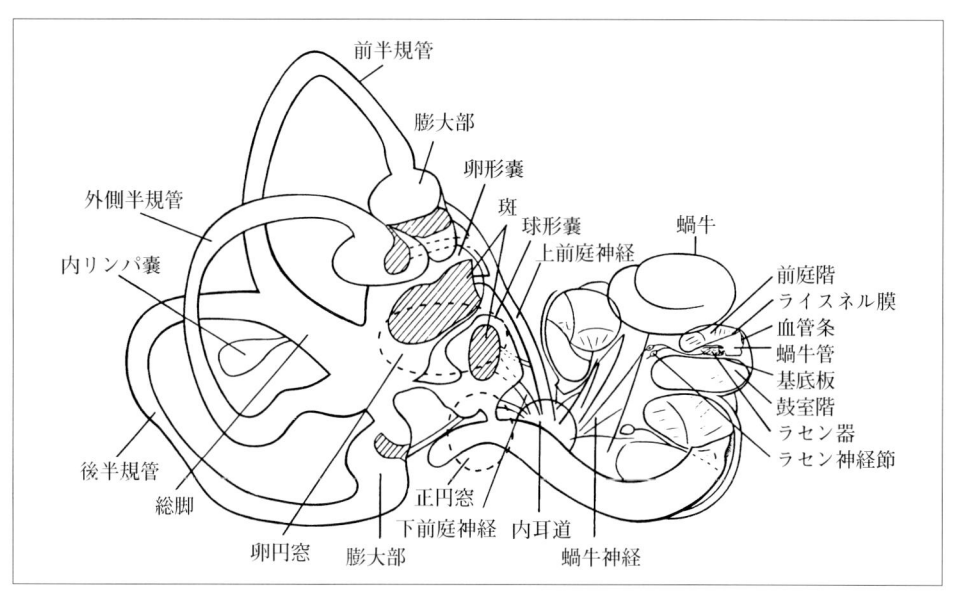

図 16. 外側よりみた右側内耳

リンパが存在するが，この両階は蝸牛頂で蝸牛孔を通して相互に連絡している．前庭階は卵円窓を介し，鼓室階は正円窓を介して中耳腔と相接している．

蝸牛管はヒトでは全長約 31.5mm あり，外側壁は骨部に接して結合組織よりなるらせん靱帯，その内リンパ腔側に血管条，下方にらせん隆起，外らせん溝が存在する．前庭階壁には2層の細胞よりなる薄いライスネル膜，鼓室階壁は骨らせん板，基底板が主要な部位となっている．その内リンパ腔側にラセン器が存在する．次にそのおのおのについて詳述する[15]。

a 鼓室階壁

1）らせん板縁

骨らせん板に続く部で緻密な結合組織よりなる肥厚部で，前庭唇（上部）と鼓室唇（下部）があり，

前者にクシュケ聴歯, 歯間細胞が並び蓋膜の基部をなしている。蓋膜はラセン器上面に屋根状にかぶさっており, 外側端はヘンゼン細胞に接している。鼓室唇は基底板に連なっているが, 蝸牛神経線維の通るハベヌラペルフォラータがある。両唇の間で外側を内らせん溝といわれる。

2) 基底板およびらせん血管

基底板は鼓室階側では紡錘型の結合組織細胞が粗に存在する。上部に径100Åのフィラメントが無数に存在し, その間隙に無構造間質が存在する。

コルチトンネルの下方に相当する部位にらせん血管が存在する。これはラセン器の栄養に大きな役割を果たすといわれる。

3) ラセン器（コルチ器）

ラセン器は基底板上に存在し, 内有毛細胞, 外有毛細胞の2種よりなる感覚細胞およびこれを支持する細胞群よりなり, その断面および上からみおろした像は図17, 18のごとくである[16), 17)]。

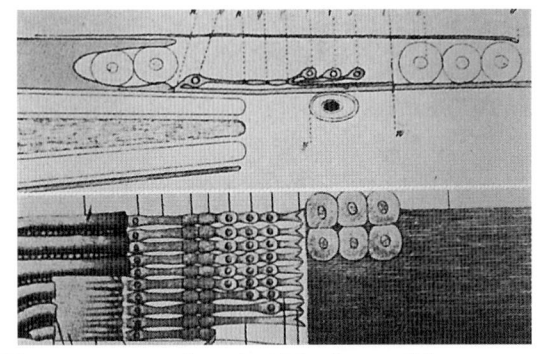

図17A. Corti, A.（1851）の画いたコルチ器
内外有毛細胞, 柱細胞, 基底板, ヘンゼン細胞, 蓋膜などがよく観察されている。

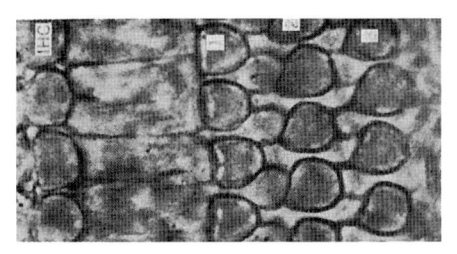

図17B. ラセン器のSurface prparation
内有毛細胞（IHC）, 外有毛細胞（1, 2, 3）の構図がよく判る。(Engströmより)

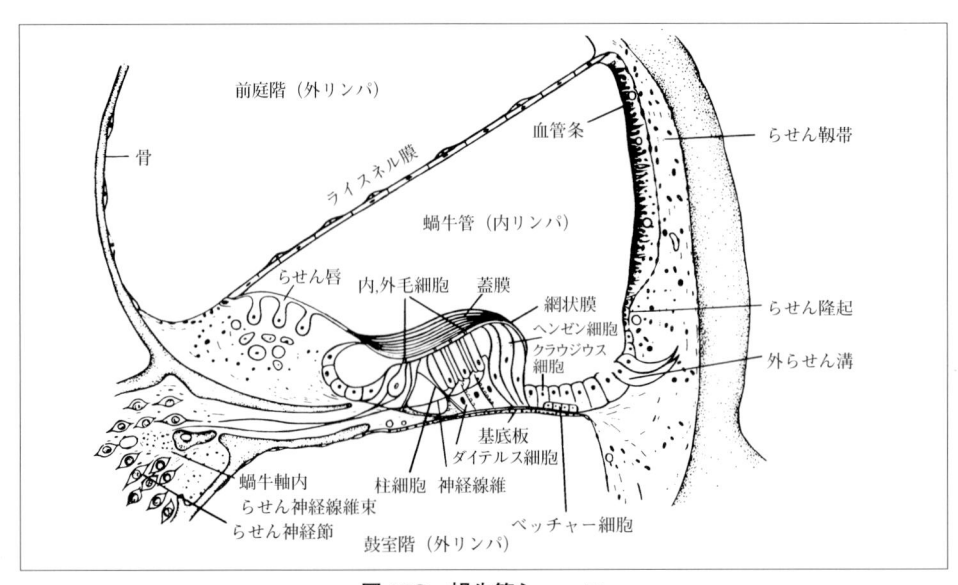

図17C. 蝸牛管シェーマ

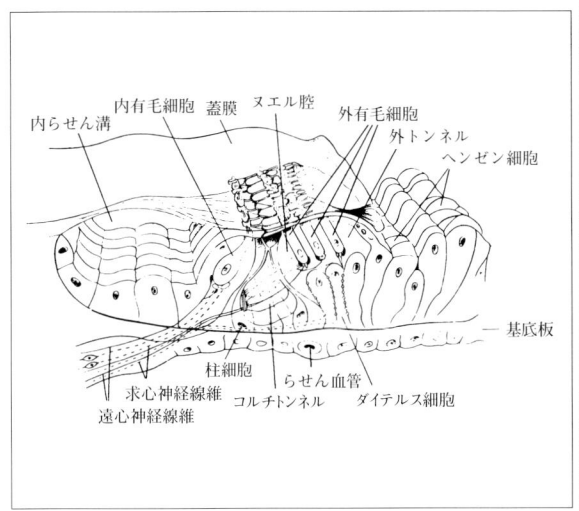

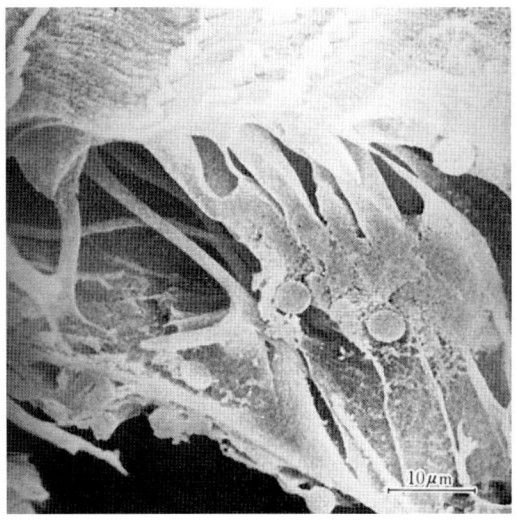

図18A. ラセン器模式図　　　　　　　　　図18B. ラセン器側面走査電顕像

① 外有毛細胞（図19A）
　ヒトラセン器では約12,000個の外有毛細胞が存在し，これらは3～4列に整然と並んでいる。蝸牛基底部では短く，上方回転ほど長くなる。形は細長く，その上部はダイテルス細胞の上端に接し，網状膜の一部を形成している。下端部はダイテルス細胞体部で支えられているが，その中間の大部分はヌエル腔に遊離して存在する。ヌエル腔は外有毛細胞周囲の腔間でコルチリンパが充満する。このコルチリンパの組成は鼓室階外リンパと同様と考えられている。上部では音の機械的刺激を受け，これを下部に付着している神経終末に伝える大きな役割を果たし，他組織には見られない高度に分化した特有な機能を有している[18)～20)]。
　刺激受容部である先端部に約100本の聴毛がW字型に配列している（図20）。その最外側列の毛はもっとも長くその先端は蓋膜に陥凹を作って接している[21)～25)]。
　核下部では多量の糸粒体の集積がみられるとともに求心および遠心神経終末がシナプスを作っている。

② 内有毛細胞（図19B）
　上部が細く，フラスコ型を呈し，周囲は，内支持細胞に接触している。一列に並び，その数は3,500～3,600個存在する[18),26)]。
　上端のバット状の聴毛は3列に配列し，基部は蓋板に連なる。その基本構造は外有毛細胞と同様であるが，上部より見るとかなり扁平なW型を呈し，最内側列は著明に短い。その数は1個の細胞に40～60本存在する。下方には主に求心神経がシナプス接触する。
　内有毛細胞は外有毛細胞よりも感受性が少なく，より高い閾値を示す。

③ ラセン器の神経支配
　感覚細胞は求心および遠心神経支配を受けている。

　ⓐ 求心神経
　蝸牛軸内に長い骨管腔内の双極性のらせん神経節細胞の末梢側の突起であり，これらは小集団とな

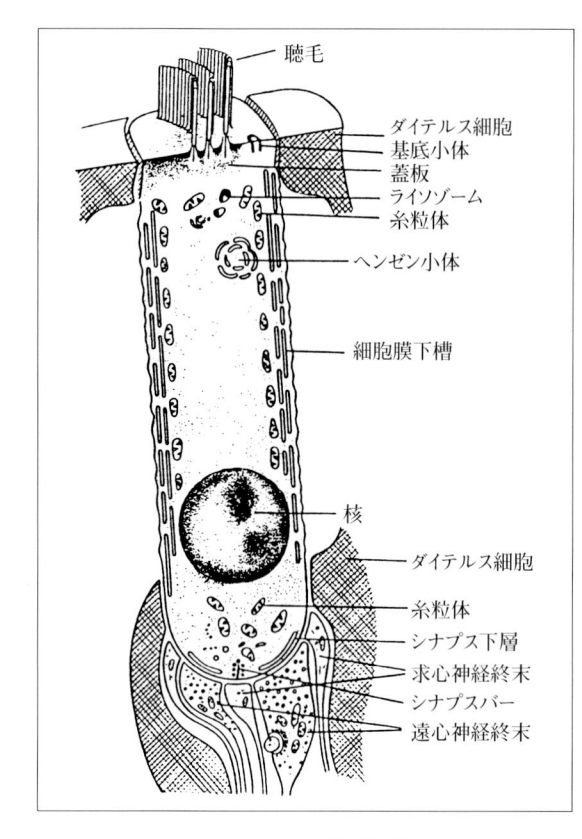

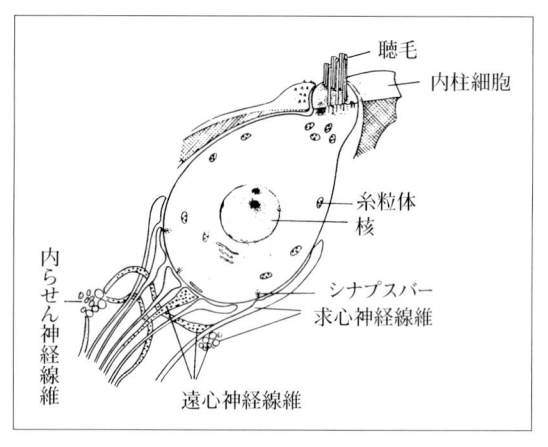

図19A（左）．外有毛細胞模式図
図19B（上）．内有毛細胞模式図

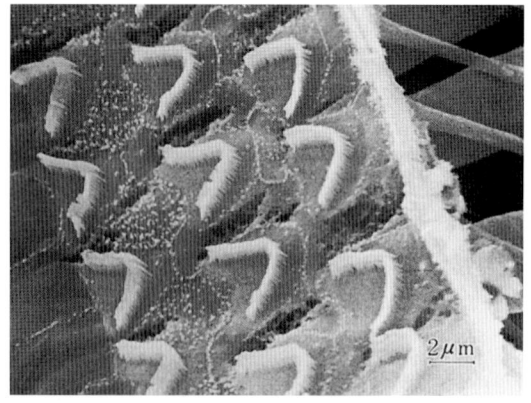

図20．外有毛細胞表面像
3列に規則正しく配列されている。感覚毛は1つの細胞に約100本W字型に規則正しく配列されている（モルモット）。

り骨らせん板よりハベヌラペルフォラータに達しここで脱髄し，無髄神経線維となる。大部分のこの神経線維（90〜95％）は内有毛細胞を支配するが，一部の神経線維はコルチトンネルを通過して後分枝し数多くの外有毛細胞を支配する[27)〜32)]（図21）。

ⓑ 遠心神経
　この神経は同側の上オリーブ核および反対側の副上オリーブ核より発する。これらははじめ前庭神

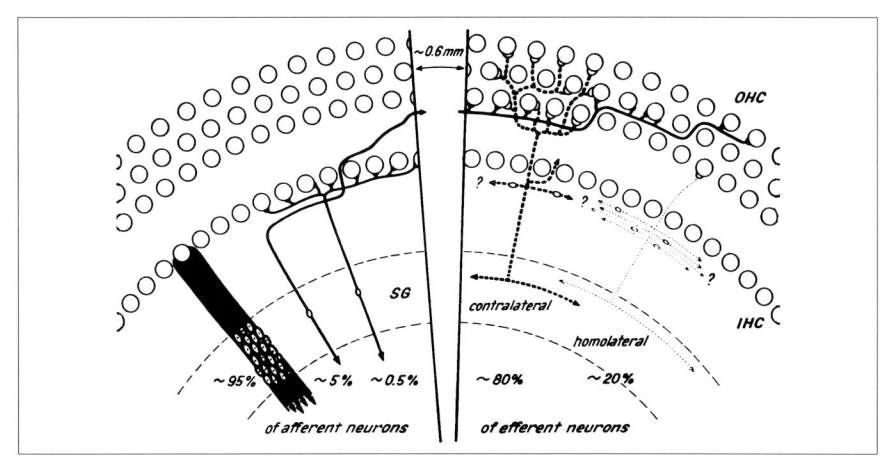

図 21. 内有毛細胞（IHC）
外有毛細胞（OHC）への神経支配を示す。（Spoendlin による）[31]

経とともに走るが，内耳道内でオルト吻合を経た後，蝸牛神経に合しローゼンタル管に入ってらせん状に走る。ついで骨らせん板を通りハベヌラペルフォラータで無髄となり，このごく一部は内有毛細胞に終末を形成し，大部分はコルチトンネル内を放射状あるいはらせん状に走り，外有毛細胞に終末を作る[22)～23)]。

遠心神経線維の機能に関してはシナプス側への抑制作用をもつといわれている。

④ 交感神経線維

内耳における自律神経支配の存在については古くより推測されており，これも難聴，耳鳴，めまいなどに直接，間接の関係があると考えられている。

蝸牛内では蝸牛軸内の動脈，一部の静脈，骨らせん板内小血管に分布する。これらの線維の起始は蝸牛軸内のそれは同側の上頸神経節より発し迷路動脈付近のものは同側の下方星状神経節より出ていると考えられている[34)～36)]。

⑤ 感覚細胞を取り囲みそれを支持する細胞群

これには内，外柱細胞，ダイテルス細胞とこれより分化の程度の低い内節細胞，ヘンゼン，クラウジウス，ベッチャー細胞がある。

柱細胞はラセン器を支持する中心となっており，内外柱細胞でコルチトンネルを形成し中にコルチリンパを入れている。このリンパは外リンパと同じ組成を有す。

ダイテルス細胞の細胞体は外有毛細胞下部およびその神経終末を盃状に囲み，その一部は上方に細い節突起を出し，上部で2～3例上方回転側に達し，網状膜を形成している。

b 外側壁

骨迷路壁の骨膜上にある結合織であるらせん靱帯が存在し，その内側に血管条，らせん隆起，および外らせん溝が存在する。

中でも血管条は内リンパの分泌吸収に大きな役割を果たしており，内リンパ側にある辺縁細胞，中間部にある中間細胞，らせん靱帯側にある基底細胞および毛細血管よりなる。辺縁細胞はその中間部

および基底部に数多くの皺壁状の凹凸（infoldings）を示し，また中間細胞および基底細胞の突起と嵌合していることがこの組織の大きな特徴であり，その細胞膜上に物質の能動輸送に大きな役割を果たす膜ATPアーゼが豊富に存在することなどにより内リンパ内に高濃度のK⁺を維持するポンプ作用のあることが推定されている[37), 39)]（図22）。

c 前庭階壁（ライスネル膜）[40)]

前庭階壁は薄い2層の細胞膜よりなるライスネル膜により構成されている。内リンパ側細胞はやや厚く，卵円形の大きな核をその中央に有し，表層部に微絨毛および細胞膜の小陥凹が存在する（図23）。

この両種の細胞間に一層の基底膜が存在する。前庭階外リンパと内リンパはライスネル膜を介してある種の交通があると考えられている。

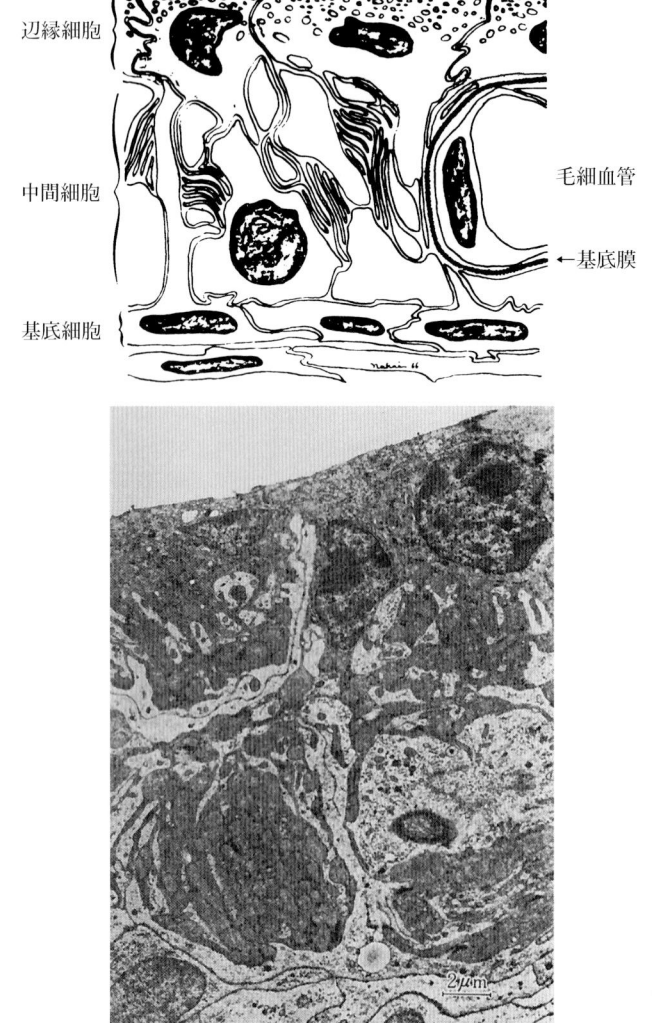

図22. 血管条模式図
下図はモルモットの透過電顕像，辺縁細胞，中間細胞，基底細胞，毛細血管より構成されており，特に辺縁細胞のinfoldingsがいちじるしい。

d　内耳の血管（図24）

　脳底動脈の枝である前下小脳動脈より内耳動脈が分枝しているが，これがさらに分かれて蝸牛固有動脈と前庭蝸牛動脈になる。後者は蝸牛枝と前庭枝とに分かれている（図25）。蝸牛動脈は蝸牛の頂回転から基底回転近くまでの大部分に，また上記蝸牛枝は基底回転に分布し，互いに吻合している。これらの動脈枝からの分岐は蝸牛軸より前庭階の上壁に達し，これをまわってらせん靱帯，血管，らせん隆起に分布する群と，らせん板，らせん板縁，鼓室唇およびラセン器下部（らせん血管）に分布する群とが存在する（図26）。

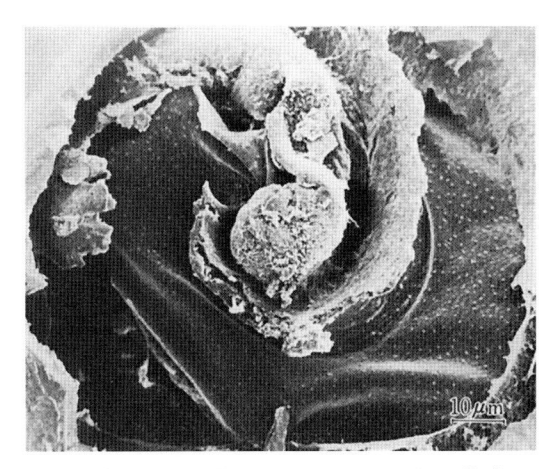

図23. 蝸牛管上部にテント状にはられたライスネル膜（モルモット）

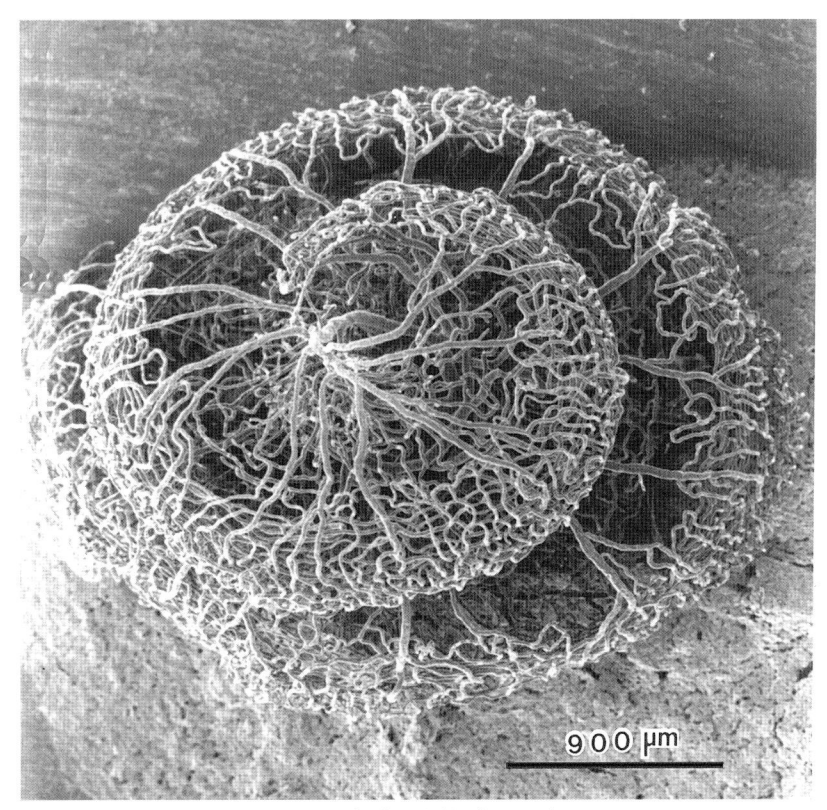

図24. 蝸牛の血管（ラット）

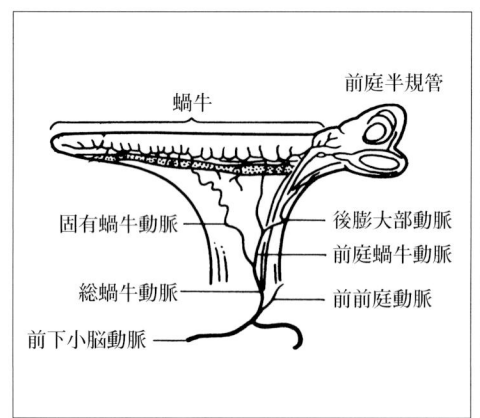

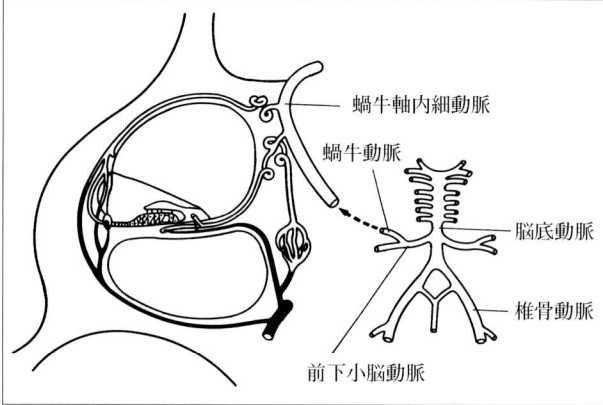

図25. 内耳を支配する血管[41]

図26. 蝸牛管への支配血管

　静脈は血管，およびらせん靱帯の毛細血管が鼓室階骨壁にある小静脈に移行し，これは鼓室階外側をまわって蝸牛軸内のらせん静脈に連なる。骨らせん板，らせん神経節領域の血液もこの静脈に集められている[41]。

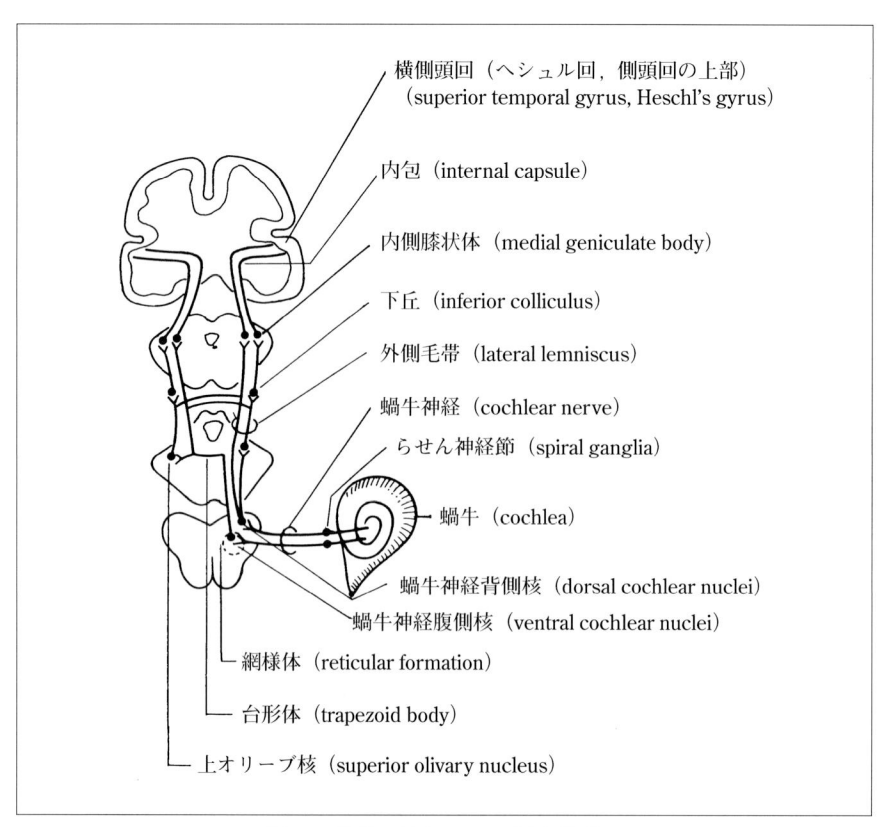

図27. 聴覚の中枢までの経路模式図

4. 聴覚中枢経路

　ラセン器感覚細胞において神経の荷電に変換された音刺激はらせん神経節細胞，聴神経を経て脳幹の背側核，腹側核に達す．この２つの神経核より出た二次，三次ニューロンは一部同側の上オリーブ核へいった後交叉し，外側毛帯を形成し，中脳の四丘体下丘にいき，ついで内側膝状体に入る．他の部分は，蝸牛神経核より出てすぐ交叉し反対側の上オリーブ核にいき，ついで内側膝状体に上行する．これらの核で中継された第四次，第五次ニューロンは聴放線をつくって聴覚中枢である横側頭回（Heschl回転）に終わる．これらの経路において，各核において左右間の豊富なつながりがみられる（図27）．

5. アブミ骨筋反射の反射経路 (図89)

　この反射経路は蝸牛神経より蝸牛神経核，ついで両側上オリーブ核へ行き，そこから顔面神経核へ行く．顔面神経の枝であるアブミ骨筋神経がアブミ骨筋を支配している．この反射は比較的強い音刺激により起こり，一側の刺激で両側のアブミ骨筋が収縮する．アブミ骨筋が収縮するとアブミ骨底の前端が持ち上がった形になり，アブミ骨底の振動が制限される．このため強大な音響は内耳に伝わりにくくなる[42),43)]．

第3章　聴覚生理

　聴覚系は耳介，外耳道，鼓膜，耳小骨，基底膜，内耳液よりなる伝音系と，ラセン器感覚細胞，末梢および中枢神経よりなる感音系からなる。前者は音刺激をできるだけ有効に内耳に伝えるものであり，後者は伝達された物理的エネルギーを生物学的エネルギーに変換しそれを中枢で音として感じるまでの機能を果たす。

　外界よりの音波は，耳介，外耳道を通過して鼓膜に達し，これを振動させる。この振動はツチ骨，キヌタ骨を介してアブミ骨底板に達する。ここで空中の振動は外リンパの振動に変えられる。この際中耳伝音系により，25〜30dBの増幅がなされ，有効に内耳液に伝えられる。以上の伝導は気導であるが，振動体が直接身体，特に頭蓋に触れた場合や自己の音声などが頭蓋から直接内耳に伝わる骨導によっても聴覚を生ずる。

　このようにして外リンパに伝えられた振動は蝸牛基底板を変位させ，その上のラセン器有毛細胞を刺激し，これが内耳神経を介して中枢に伝達される（図28）。

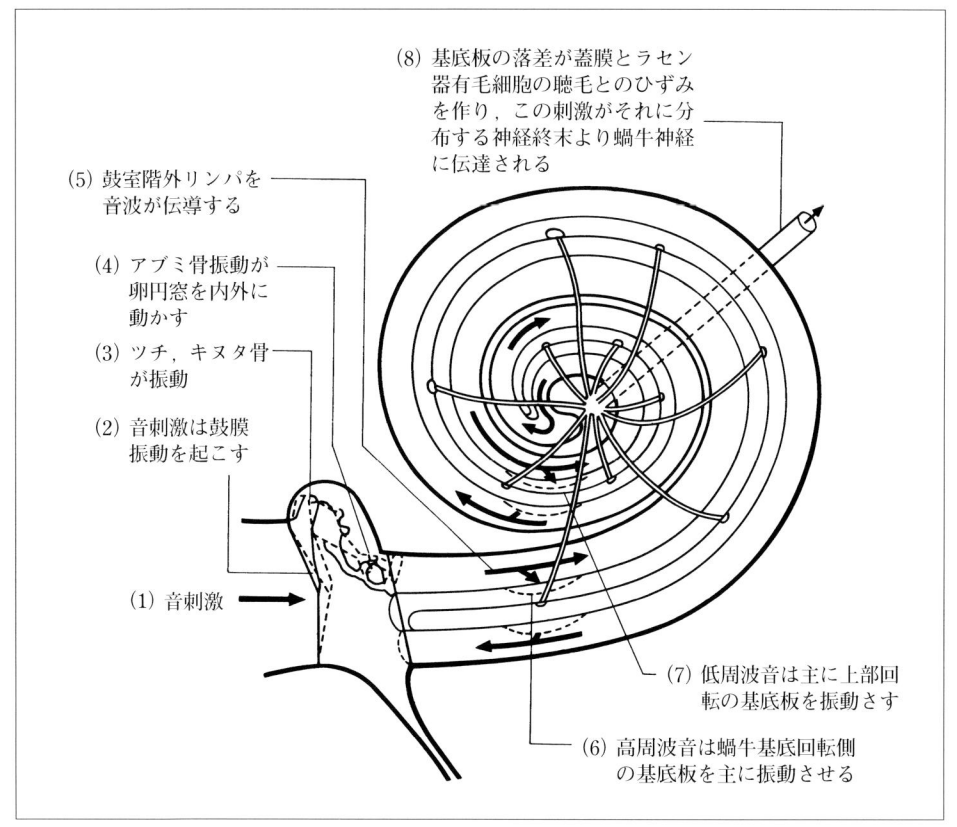

図28. 外耳，内耳の音の伝導様式[13]

耳が音として感受する範囲は動物によって異なるが，ヒトにおいてはその範囲は約20～20,000Hzである。これより低い周波数では音としてでなく触覚あるいは振動感覚として感ずる。この範囲以上の音は超音波でありヒトには聞こえない。図29に種々の動物の可聴範囲を示す[1]。

最小可聴限界は，1,000～4,000Hzにおいてもっとも鋭敏であり，最大可聴限界は1,000Hzで4,000dyn/cm^{2}といわれ，これ以上であると痛覚となり，ラセン器は破壊される。実用に用いられる聴覚はより狭く，一般会話は100～8,000Hzであり，会話音域といわれる500～2,000Hzがもっともよく使用される[2]（図30）。

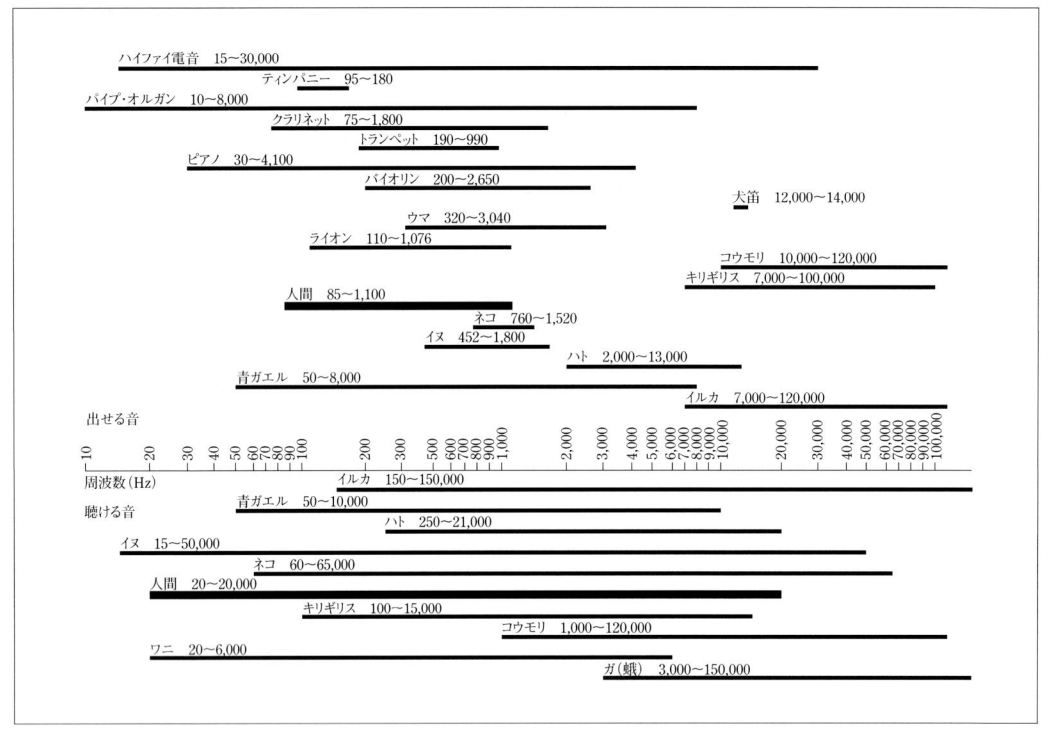

図29. ヒトおよび種々の動物の可聴範囲および出せる音[1]

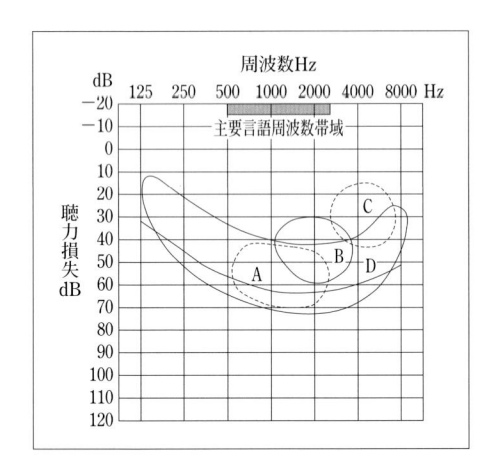

図30. 語音の周波数範囲と日常会話の強さ[14]
A. 母音，B. 有声子音，C. 無声子音，D. 等大きさ曲線
（JISレベル）（原案Davisらによる）

1. 耳介および外耳道

　音の集音増幅に関してのヒトの耳介の意味はほとんどない。しかし方向感覚にある程度の作用があり，特に耳介に平手をあて音の方向に向けると1,000Hz以上では音圧は2倍になるといわれる。
　外耳道は鼓膜までの異物の侵入を防ぐとともに，音に対しては外耳孔である一端が開口した共鳴腔であり，音波は2,000～3,000Hzにおいて約10dB増強される。

2. 鼓膜および耳小骨

　鼓膜は非常に可動性が大で，張力が弱いので音響抵抗が少なく，外界の音は反射されることなく受け入れられすべての音に共鳴する。
　鼓膜はその中間部の振幅がもっとも大であり，ツチ骨柄先端の付着している中心部は振幅は小であるが，圧力が大きな振動として耳小骨に伝えられる。
　耳小骨は鼓膜の振動によって，前ツチ骨靱帯と後キヌタ骨靱帯を結ぶ線を軸として回転する。ツチ骨柄が内方に移動するとアブミ骨底板は内耳側に圧される。回転軸よりツチ骨先端までの長さの比が1.3：1である。よってこの"てこ"の作用によって増強される音圧は2.5dBである。
　音圧増強作用の主なものは鼓膜とアブミ骨底板の面積比で，これは約17：1であり，dBに換算すると約25dBの増強となる。上述の"てこ"作用と合わせて外界からの音刺激は27.5dB増強されて内耳に伝わる[3]。
　鼓膜は上記のように伝音作用のみでなく，音が卵円窓と同じ位相で正円窓に達しないようにする遮音作用ももつ。すなわち鼓膜穿孔すると卵円窓および正円窓両者より直接に音波が内耳に入るので，それがお互いに相殺し合って12dBの音圧損失が起こる。この場合露出している正円窓を小綿球などで掩うと相殺効果がなくなりこの分だけ聴力は増強する。これを正円窓の遮蔽効果という。
　鼓膜，ツチ骨，キヌタ骨が消失した場合（中耳炎など），聴力は約40dB低下する。鼓膜は正常でも耳小骨が鼓室壁に固定された場合（耳硬化症など），聴力は約50dB低下する。鼓膜が存在しても耳小骨連鎖が関節の部で切り離された場合，約60dBの聴力低下が起こる。
　耳小骨筋は，アブミ骨筋，鼓膜張筋とも強大音刺激に際して収縮し，耳小骨振動を抑制して内耳を保護する役割を果たす。

3. 耳　管

　耳管の生理機能としては鼓室内の気圧調節作用がある。耳管は通常閉鎖しているがその換気は主に嚥下時に口蓋帆張筋，挙筋，耳管咽頭筋の3つの筋の協同作用により行われる。これが障害されると耳閉塞感，圧迫感，耳鳴など耳管狭窄症の症状が現れる。
　耳管粘膜の線毛細胞，杯細胞などの働きにより鼓室内の分泌物や異物を排除する作用をももつ。
　以上のほかに耳管には強大音の際，過度の音響をこれを通して逃避させる働きをもつ。

4. 乳突蜂巣

乳突蜂巣は鼓室腔，耳管などと連続して一つの広い腔を形成している。このため鼓膜内側の気体によって鼓膜振動の抑制されるのを少なくする。すなわち音響インピーダンスを低下させる作用をもつ。

5. 蝸　牛

蝸牛は骨迷路により囲まれており，アブミ骨の存在する卵円窓および第2鼓膜ともいわれる正円窓の2窓のみで外界と接触している。アブミ骨に伝えられた音波は内耳外リンパに伝えられ，その圧力は基底板を振動させる。この際ラセン器，内外有毛細胞上部の感覚毛が蓋膜と基底板のずれにより彎曲するのが有毛細胞への刺激となる[2]。この彎曲が外側（血管条側）に向く場合刺激となり，内側（蝸牛軸側）に向く場合，抑制的に働く（図31）。

アブミ骨底板の振動を骨迷路内の外リンパに有効に伝えるためにはアブミ骨底板の振動と逆位相に動く窓が必要であり，正円窓がその役割を果たす。

a　骨伝導の機構

内外リンパの振動は上記耳小骨を経過してのもののほかに，蝸牛周囲骨部の直接の振動でも惹起され，聴覚として感ずる。骨導には圧縮骨導と慣性骨導とがあり，難聴の際の補聴器の応用あるいは難聴の病巣部位診断に多く利用される。

1）圧縮骨導

振動が頭蓋に加わった場合，蝸牛骨包の周期的な圧縮と拡張とが生ずるが，この際，アブミ骨底板と正円窓との動きの差が基底板の変位をひき起こす。

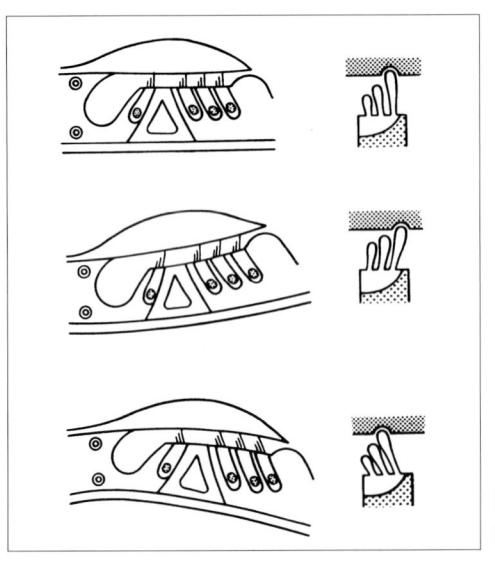

図31．音刺激によるラセン器感覚毛の変位様式[13]
外側に毛が変位した場合（同中央）刺激が感受される。

2) 慣性骨導[1]

内耳骨包は卵円窓，正円窓において骨部を欠いているので，アブミ骨，内耳液，基底板はその慣性によって内耳骨包とずれて振動する。このずれ（相対的運動）が基底板の振動となり聴覚が起こる。

b 聴覚理論

内耳液の振動，基底板の変位による聴覚成立に関しては多くの説が唱えられてきたが，次のHelmholzの共鳴説，Bèkésyの場所説[4),5)]（進行波説）がその代表的な説である。中でも後者が一般に認められている。

Helmholzの共鳴説（1863）：基底板に存在する線維を共鳴器と考え，音の周波数によって振動する線維が異なり，音はその構成成分に分解され，低音は蝸牛上方回転の長い線維が，高音は蝸牛下方回転の短い線維が共鳴して振動し，ここで音を分析して感ずる。ここで考えられているような線維は電顕的観察などの発達により一定したものはないなどにより，この説は考えにくくなっている。

Bèkésyの場所説：模型実験や新鮮な屍内耳における実験により理論的に考えられた。すなわちアブミ骨底板の振動により内耳液の動きにより基底板に進行波が生ずる。この進行波はまっすぐにおかれた綱の一端を手に持って振ったとき，その綱に伝わる波状の動き（進行波）にたとえられる振動である。その波の最大振幅のできる部位が各周波数によって一定しており，高音では蝸牛底に近く，かつ最大振幅に達して後急速に減衰して上方回転に達しない。これに対して低音の場合は蝸牛基底回転より蝸牛頂近くまでの基底板が振動し，その最大振幅は蝸牛上部回転にみられる（図32, 33）。

c 蝸牛の電気現象

蝸牛では次の種々の電気現象が測定される。この電気現象は他組織ではみられない特異な反応であり，これを動物実験などで測定することによりmechanoreceptorとしての有毛細胞の機能や聴覚機構の解明に大きな役割を果たしている。

今日蝸牛から測定される電気反応は次の5種類があげられる。

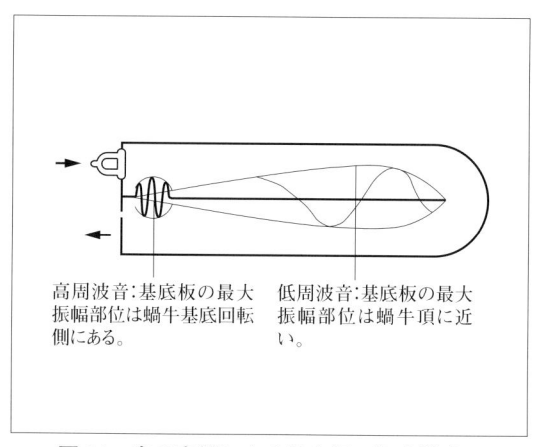

図32. 音の高低による基底板の振動様式[13)]
高周波音：基底板の最大振幅部位は蝸牛基底回転側にある。　低周波音：基底板の最大振幅部位は蝸牛頂に近い。

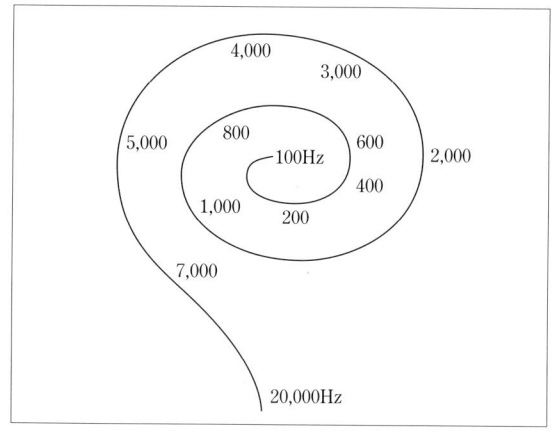

図33. 純音を聞いた際のヒト蝸牛基底板の最大振幅部位
高音は蝸牛基底回転に，低音は上部回転に存在する。

1) 蝸牛電気反応（CM）
2) summating potential（Sp）
3) 蝸牛内リンパ電位（Ep）
4) ラセン器内負電位（DC）
5) 蝸牛神経活動電位（Ap）

1) 蝸牛電気反応（CM）
音刺激により誘発される電位，入力の音波形とまったく同じ電気的波形が蝸牛から得られるもので，マイクロフォンのような働きであるのでこの名称がつけられている。

2) Summating potential
CMと同様音刺激により誘導される電位で，正負の2種－Spと＋Spがある。＋Spは外有毛細胞から，－Spは内有毛細胞から生じ，常時のSpは両者の和で表されている。

3) 蝸牛内リンパ電位（Ep）
Bèkésy（1952）[6]が蝸牛中央階に＋80mVの正の静止電位のあることを報告して以来，種々の追試がなされ，この電位は血管条の働きによるとされている。よって血管条の血流を変化させるような酸素欠乏時やエタクリン酸，フロセマイドなどの静注によりこのEpはいちじるしく変動する[7),8)]。内リンパには高濃度のK^+が存在するが（表1），Epの源とこのイオン構成部分が密接な関係があり，K^+濃度維持のエネルギーとしてEpが放出されているともいわれる。Epは基底回転側に高い傾向がある。

4) ラセン器内負電位（DC）
Epが高い正の電位であるのに対し，この電位は約$-60 \sim -80$mVの値を示す。その数値および極性からこれは一般的な細胞内電位とされている[9]（図34）。この電位は酸素欠乏に対し抵抗性がある。

表1．人の内，外リンパ血清中の無機物の含有量（ミリ当量／立）

	外リンパ	内リンパ	血　清
Na	143.1±8.50	27.0	135〜152
K	4.60±1.25	145.0	3.6〜5.0
Ca	3.5	2.1	
Mg	2.1	2.5	
Cl	118.5	114	100〜106
P	1.48	0.95	
CO_2	11.5	25.4	

（Rauchによる）

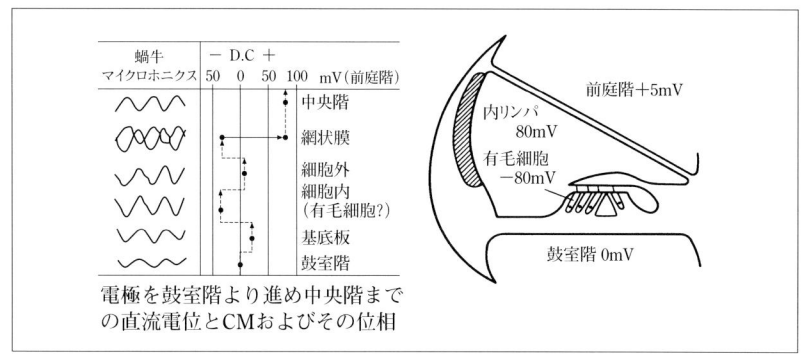

図34. 蝸牛内の電位分布[15]

5) 蝸牛神経活動電位（Ap）

聴神経由来の蝸牛より記録される神経活動電位で，クリック音や立ち上がりの早い音刺激を与えると聴神経は一度に同期して反応して記録される。

d　感覚細胞および求心，遠心神経

らせん神経節より発する求心神経線維の95％は内有毛細胞に，残りの5％は外有毛細胞に分枝してその終末を作る[10]。遠心神経線維の大部分は外有毛細胞に分布している。これらの形態的関係からも推定されるが，外有毛細胞は内有毛細胞に比しその反応閾値は低い。一方，現時点ではなお問題が残されているが，同じ振動をしながらラセン器のある部のラセン器感覚細胞から神経刺激が集中的に放射され，他の部位が抑制されるという現象が遠心神経により調節され，蝸牛内の音の高低の弁別に関与していると考えられている。

6. 聴覚中枢路および大脳皮質領域

ラセン器感覚細胞において神経の荷電に変換された音の機械的刺激はらせん神経節細胞，聴神経を経て脳幹の背側核，腹側核に達す。これより解剖の項に述べた経路をとり，一部左右交叉しながら大脳皮質聴覚中枢に達す。

下のほうの交叉は音の方向感に関係していると考えられている。すなわち，左右耳に入った音刺激間の時間差，強度差は台形体付近にある神経細胞において相殺計算され音像偏位が生ずる。

各中継核やそれらの間の連絡によって，ラセン器から送られた個々に分析された周波数ごとの強さ，時間因子はまとまった形の音色パターンとしての情報に総合される[11]。

延髄の高さにおける頸筋の中枢との結合によって，この部位で行われている音の方向感覚に関係し，振り向き反射や防御反射を引き起こす。

両側の耳からの情報がおのおの両側の中枢に進行するので，一側の高位中枢あるいは聴皮質に病変があっても，一側の聴力損失は起こらず軽度の反対耳の純音閾値の上昇をみるにとどまる。

第4章　難聴の原因およびその病態

Ⅰ．外耳性難聴

外耳道を狭窄あるいは閉塞する疾患，あるいは鼓膜の疾患により軽重の差はあるが難聴をきたす。

1．外耳道閉鎖症

先天的のものが一般にみられるが，これは耳介，中耳の奇形をともなうことがある。後天的には慢性中耳炎（特に術後耳），外傷，火傷などにより生じる。

2．耳垢栓塞，異物

耳垢は外耳道皮膚の剥脱表皮，耳垢腺，汗腺の分泌物，塵埃などが混じて形成される。乾燥したのが多いが，黄褐色の軟らかい粘稠な場合もある。
　マッチの頭，硝子玉，鉛筆，小昆虫など種々のものが外耳道異物となり得る。

3．外耳道炎

これには限局性外耳道炎（耳癤），び漫性外耳道炎，外耳道真菌症の異なった病像を呈するものがある。
　耳癤は外耳道軟骨部皮膚の耳垢腺，皮脂腺の化膿菌の感染による。したがって骨部外耳道には発生しない。水泳，掻爬などの刺激が誘因となる。時には腫大がいちじるしく外耳を全部閉塞することもある。

4．鼓膜疾患

外耳道炎の際，これに隣接する鼓膜上皮も侵されることがある。これによる難聴は軽度である。
　器物（耳掻き，マッチの軸など）により直接鼓膜を損傷する場合や，平手打ち，爆発，頭部外傷による間接的外力により損傷の場合。鼓膜のたえ得る気圧の変化はその速度，幼児成人によっても多少異なるが，約110mmHgといわれる。

II. 中耳性難聴

1. 急性中耳炎

　耳痛，発熱，難聴，耳鳴，後に耳漏が主な自覚症状であり，経耳管感染がほとんどである。かぜなどの経過中に発生するのでその流行期には多い。

　鼓膜は発赤，時に膨隆，この時期に鼓膜切開を行い人工的に排膿すれば治癒を早めるが自然排膿の場合は経過が長引く。

　耳管は乳幼児は太く，水平で短いので上気道炎症が中耳に波及しやすい。幼少時で発熱の原因不明の場合，本疾患の場合があるので鼓膜の視診が必要である。

　まれであるが化膿期に乳様突起炎，錐体炎，頭蓋内合併症などを起こす危険性のあることを念頭に入れ，慎重な治療が必要である。

2. 滲出性中耳炎および耳管狭窄症

　耳管機能不全が主因である。その原因は耳管の炎症，耳管筋あるいはそれへの神経の機能不全（口蓋裂，老人性など），アデノイド，ローゼンミューラー窩のリンパ組織の肥大，鼻咽腔の炎症，腫瘍，急激な気圧変化（気圧外傷，航空中耳炎など），時には中耳腔の炎症，アレルギーなども考えられている。

　耳管ならびに鼓室耳管開口部付近は線毛上皮により覆われ鼓室内より耳管咽頭口に向かって液の輸送が行われている。耳管狭窄により中耳腔内が陰圧になり，線毛運動の機能不全により中耳腔内に血漿成分が漏出する。これが持続すると鼓室粘膜は肥厚し，滲出液が増量する。この液には漿液性と粘液性のものがあり，その成因，病態には差があり，後者には糖タンパク，ムコ多糖，IgAが多い。

　中等度の難聴以外に耳閉塞感，自声強調，耳鳴，ときに耳痛がある。

　学童の難聴の大半は本症によるものであり本人は無自覚のことが多いが，母親の観察あるいは学校検診などで指摘され来科することが多い。

3. 慢性中耳炎

　慢性中耳炎と称される疾患は炎症性破壊性の中耳病変を総称し，炎症のおさまった状態も，また活動性の炎症の場合もすべて含んでいる。一般には単純性慢性化膿性中耳炎（図35），真珠腫性中耳炎の2つに分類される。前者は合併症はほとんどないが，後者は骨破壊が高度にみられ，顔面神経麻痺や内耳，頭蓋内合併症併発の頻度が高く，時にはそれによる生命の危険がある。病理組織的には仮性真珠腫であるが，一般に中耳に発症した場合，真珠腫と称せられている。

　上記2種のほかに，炎症のおさまった瘢痕状態として鼓室硬化症が付加される。

　慢性炎症の発生における大きな原因の一つは含気蜂巣の発育の悪いことであり，これは先天的な要

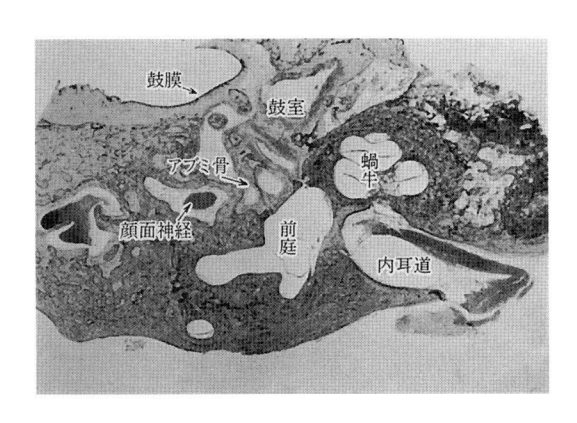

図 35. ヒト側頭骨水平大切片組織像
鼓膜肥厚, 鼓室内に肉芽がみられる。

素である。今一つは中耳内に重症な炎症が起こった例で, 特に猩紅熱, 麻疹, ジフテリア, 耳下腺炎など抗生物質が無効な急性ウイルス性感染症などに合併した際にみられる。これらは全身の抵抗力が減退すると同時に回復も遅くなる。この中耳炎の回復期には上皮層の扁平上皮が穿孔辺縁を越えて侵入し, 鼓膜の再生は中止され穿孔は持続性のものとなる。

以上の要因のほかに鼻, 副鼻腔, アデノイド, 口蓋扁桃の慢性炎症など経耳管性のくり返す感染, あるいは不十分な排膿なども中耳炎の慢性化を助長する。

細菌感染が炎症の主因であるが, 真珠腫の場合はこれと関係はほとんどない。その断面は玉葱のように層状集積を形成し, 角化上皮鱗屑の集積がみられ, その中にコレステリンを含有している。いったん真珠腫が形成されるとこれは被膜に包まれ, 中に落屑物を充満させ, 針頭大からクルミ大まで大きくなる。耳小骨, 特にツチ骨頭部, キヌタ骨は早期に破壊される。この破壊は乳突洞口から入り乳突部へと広がる。この骨破壊が真珠腫の機械的圧のみでなく, その化学的作用によるが, その破壊の機序はまだ不明の部分が多い。

伝音難聴とともに耳漏, 鼓膜穿孔が3主症状とされる。

4. 耳硬化症

白人に多いが有色人種には発生率は少ない。病変の好発部位は卵円窓前部でこれがアブミ骨輪状靱帯に波及し, 強直をきたすので音が内耳に伝わらない。蝸牛骨包や蝸牛軸に広く波及する場合もあり, 内耳諸組織に変性をきたす。

病理組織像は骨新生と骨吸収による海綿様変化である。

聴力像は一般に気導低下の伝音難聴像を示す。骨導値は時には2,000Hzでその閾値の上昇をみるといわゆるCarhartの凹みをみることもある。病変が進行すると骨導も著明に低下する。

5. その他

結核性中耳炎などの特殊性炎症, 癌腫と肉腫などの悪性腫瘍, 中耳傍神経節腫など中耳内に病変が存在する場合, 伝音難聴が生じる。

III. 内耳性難聴

　感音難聴は内耳性（迷路性）と後迷路性難聴に分けられるが大部分は内耳性のものであり，種々の内耳の病変のために発症する。内耳は蝸牛および前庭半規管が隣接しているため，この両者が軽重の差があるが障害を同時に受けることも多く，難聴とともにめまいを訴えることもある。

　蝸牛の障害は種々の原因あるいは発症の時期によって分類される[1]。すなわち

　先天性異常：(1) 遺伝性，(2) 妊娠中の原因，(3) 出産時の原因

　後天性難聴：(1) 炎症（漿液性，化膿性，ウイルス性など），(2) 音響性，(3) 頭部外傷，側頭骨骨折，(4) 聴器毒性薬物中毒（全身投与，中耳腔などへの局所投与），(5) メニエール病，(6) 突発性難聴，(7) 老人性難聴，(8) 循環障害，新陳代謝障害，(9) 腫瘍，(10) 原因不明（これがもっとも多い）

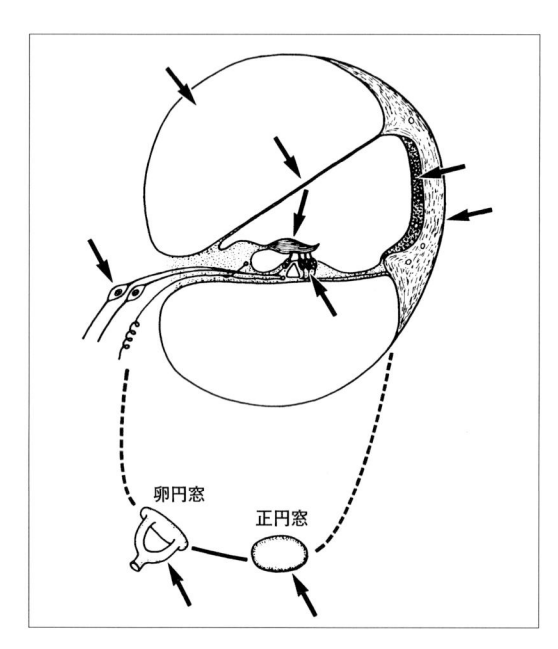

図36. 内耳性難聴
矢印のどの部分に障害があっても発症する。

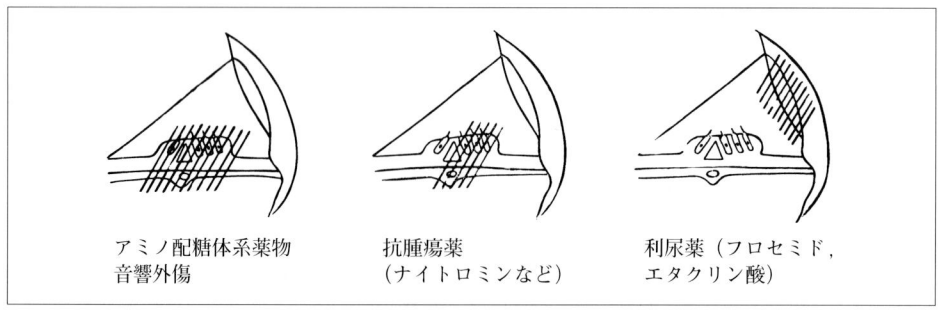

図37. 各種外因による蝸牛主要障害部位
アミノ配糖体系薬物　音響外傷
抗腫瘍薬（ナイトロミンなど）
利尿薬（フロセミド，エタクリン酸）

一方，これらの多種の原因によって蝸牛のいずれの部位に故障が生じても難聴が発症する（図36, 37）。すなわち，(1) 両円窓部の障害，(2) ラセン器内外有毛細胞の障害，(3) 神経の障害，(4) 血管条の障害，(5) ライスネル膜の障害，(6) 内耳液の物理的化学的異常による障害などである。

1. 一般的な蝸牛の形態異常

先天ろうなどの特殊な場合を除き，多くは完成された蝸牛が部位的や程度の差はあるが変性に陥り難聴となる。この場合，原因が異なっても各組織，細胞の変性に陥る様式は類似していることが多いので，まず一般的な変性様式を次述する。

a 感覚細胞および神経線維および終末の形態異常

種々の外因が内耳に加わると，特殊な場合を除きまずこれら感覚細胞に形態異常が初発する。

感覚細胞の変性過程の概略を図38に示す。すなわち胞体内の小胞体の配列の乱れ，小胞空胞の増量，糸粒体のクリスタの乱れ，ライソゾームの出現，増量，蓋板様無構造物質の出現，細胞膜下槽の拡大，増量，配列の乱れ，核の膨化，細胞上部で蓋板の存在しない部（cuticle free area）の表層への膨隆などがその初期像としてみられる。

ついで感覚毛の変形，融合，消失，空胞の著明増大，その後細胞膜が断裂し，胞体内容のばらばらに散乱する状態のみられる時期があり，ついで完全に消失する。この場合，変性感覚細胞片は周囲の支持細胞が膨化し，これにより処理される。

各感覚細胞下部に付着する神経線維，終末は感覚細胞よりも抵抗性が大であり，外因によってはシナプス小胞の増量などのみられる場合があるが，感覚細胞の消失した場合も支持細胞間に遺残することが多い。しかし高度の外因が急速に，あるいは長期間持続する場合はその膜断裂がみられ消失する。

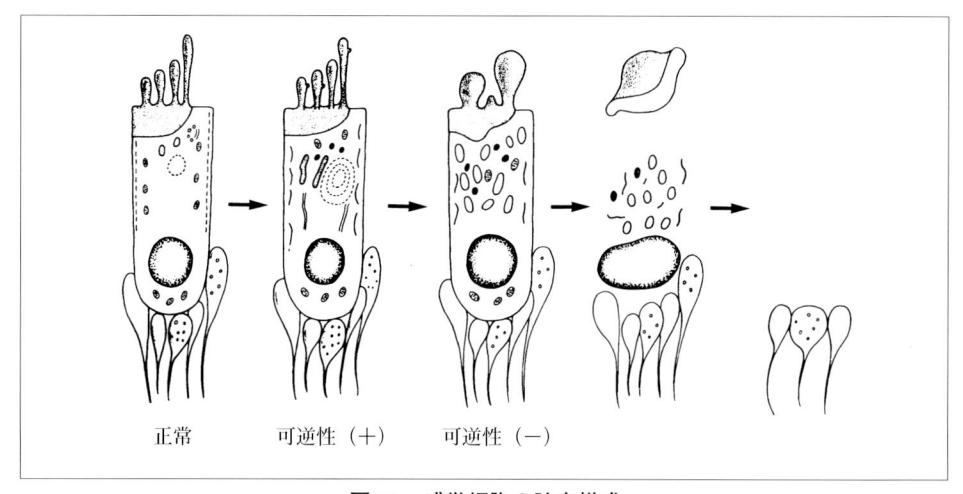

図38. 感覚細胞の障害様式

b　血管条の形態異常

これは図39のような異常像に分類される。

一般に内耳性難聴は難治なことが大部分であり，治癒する例も少ないが存在する。この可逆的難聴の大部分は血管条の変化によると考えて過言でない。これは後述するように実験的に種々な点より裏づけられる。

図39の（Ⅰ）は血管条各細胞間隙の著明な拡大，中間細胞の萎縮などがみられる型である。同時に辺縁細胞内の小胞の減少，消失，自由表面の内リンパ腔への軽度の膨隆も発生する型である。この変化は実験的にフロセミド，ブメタニド，エタクリン酸などループ利尿薬を投与した場合にみられるが[2),3)]，おそらく膜透過性の異常による細胞内液の間隙への流出によると考えられる。これらの変化は可逆性をもち聴力の変動はこの血管条の形態異常にほぼ平行する[4)]。すなわちラセン器感覚細胞，神経に形態異常が認められなくても血管条の異常により難聴がみられる。

（Ⅱ）は血管条辺縁細胞のみに変化のみられる型で，各辺縁細胞の内リンパ腔面に帽子をかぶったごとく細胞質の一部が膨隆する。これは蝸牛への血流障害の初期像としてみられることが多く，この時期に原因が除かれると可逆性をもつ[5)]。

（Ⅲ）は細胞間隙がシスト状に著明に拡大し，中間細胞は著明に萎縮している状態である。この際機能は廃絶していないが異常をきたしており，可逆性はほとんどみられない。これは実験的にはループ利尿薬を鼓室内に注入し，高濃度に内耳に移行した場合にみられる[6)]。

（Ⅳ）は辺縁細胞のinfoldingsは消失し，さらには構成細胞の一部が消失し，1～2層の薄い扁平細胞層に変化した場合で，内リンパ分泌の機能はほとんどないと考えられる型である。これはヒト側頭骨標本において血管条萎縮としてみられるが，実験的には各種外因の高度に作用した場合にみられ，特にアミノ配糖体系薬物など聴器毒性薬物を中耳腔に注入すると容易に観察される[7)]。この場合は可逆性をもたない。

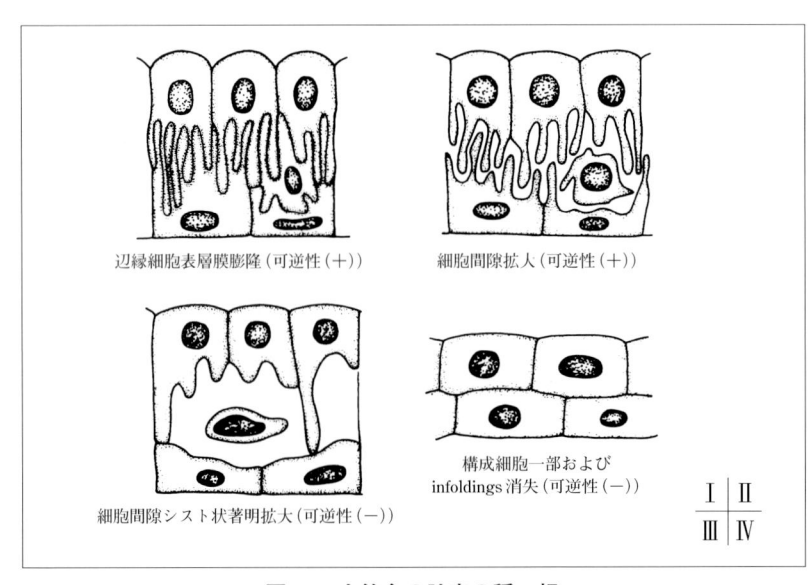

図39．血管条の障害の種々相

2. 各種原因による蝸牛の異常

1の項において主にラセン器，血管条の形態異常を総論的に述べたが，次に異なった原因による蝸牛の病態について各論的に述べる。

a 聴器毒性薬物による蝸牛障害

1) アミノ配糖体系薬物

聴器毒性薬物の中で大きな位置を占めるものにアミノ配糖体系薬物があるが，この薬剤の全身投与による蝸牛障害のパターンは一部の例外を除いて次のようにほぼ一定していることが多い。すなわち

(1) ラセン器外有毛細胞，特に蝸牛基底回転が障害を受けやすい。したがって臨床上はまず高音部聴力の低下により発症することが多い（図40）。

(2) 外有毛細胞の中でも第1列，第2列が第3列のそれよりも比較的早く障害される。

(3) 内有毛細胞あるいは外有毛細胞に終末を形成している求心性および遠心性神経はかなり抵抗性が強い。

(4) 血管条はラセン器に比し抵抗性が大である。

薬物投与量と蝸牛障害の程度には動物種差や個体差があるが，ほぼ比例する。ある一定の投与量までは障害は発生しないが，それを過ぎると急速に高度の障害が発生する（図41）。投与中止後も障害が進行する可能性があることなどは実験的にも証明されており，臨床上注意すべき事柄であろう[8]。

感覚細胞障害様式は，1-aの項で述べたのに準ずる。変性が高度となりこれら感覚細胞の消失した部分にダイテルス細胞がその大きさを増し，またコルチリンパ腔がほとんど消失し，またコルチトンネルも閉塞される（図42）。この際網状膜は最後まで保持され，コルチリンパと内リンパの混合は起こらないのが一般にみられる所見である。しかし高度の変性では基底板上に一層の細胞層が存在するにすぎず，骨ラセン板内の神経線維の変性，消失もみられる。

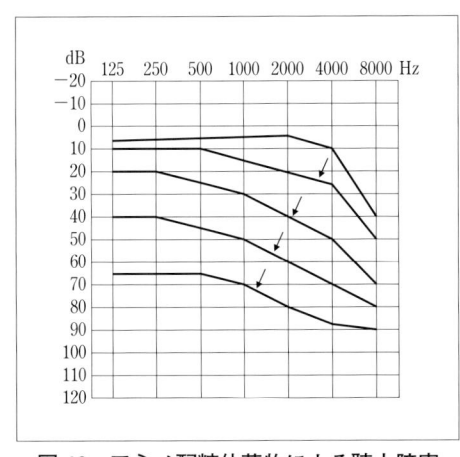

図40. アミノ配糖体薬物による聴力障害
高音部障害より発症する。

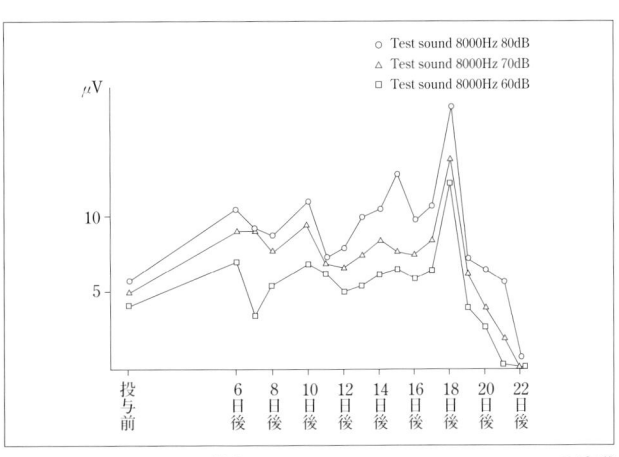

図41. KM200mg/kg 投与モルモットのABR Peak to Peak'の変化[8]
カナマイシン連続投与により，ある一定量に達すると急速に聴力障害の発生することを示す。

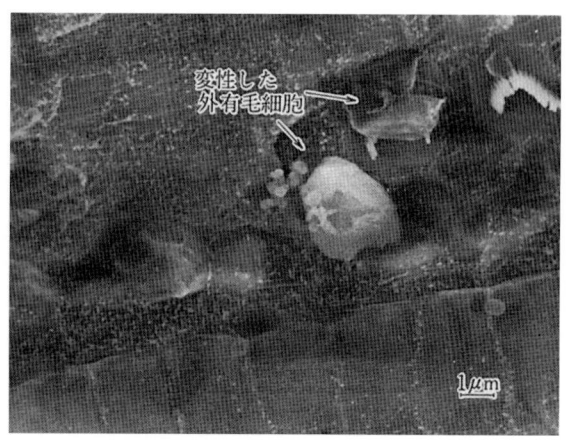

図 43. アミノ配糖体薬物の鼓室内注入により，高度に障害されたラセン器（モルモット）。

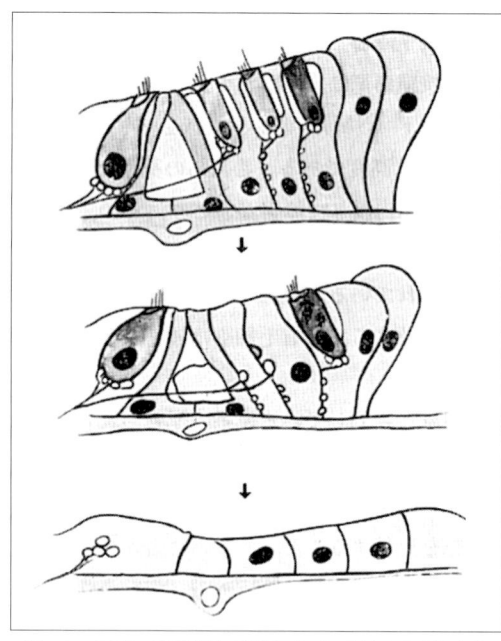

図 42. アミノ配糖体系薬物によるラセン器障害

　以上のような薬物の全身投与ではラセン器の障害は徐々に発生するが，これら薬物を鼓室内に注入した場合，蝸牛内諸組織の高度の変性が急速に惹起される[7]（図43）。この場合のラセン器変性の様式は蝸牛下部回転外有毛細胞，上部回転の内有毛細胞の変性が優先されるとともに血管条の変性も高度である。全身投与では聴器毒性のほとんど認められないクロラムフェニコールコハク酸を鼓室内に注入した場合も高度の内耳障害を認める。これら鼓室内注入薬剤による内耳障害は動物種差が大であるが，臨床上点耳薬療法において内耳障害発生の危険性の存在することを留意しなければならない。

2）抗腫瘍薬による蝸牛障害
　アルキル化剤による抗腫瘍薬は，聴器毒であることは知られているが，中でもナイトロジェンマスタード（NM），ナイトロジェンマスタードNオキサイド（NMO）の蝸牛障害作用は高度である。これらの薬剤はモルモットでNMO 5mg/kg以上の1回の静脈内投与で障害がおこり，その障害が他の聴器毒よりもより均一に，かつ確実に現われ，出現する障害範囲や病変に個体差が少ないという特徴のあることが知られている。これらの障害は下部回転外有毛細胞がもっとも強度で漸次上方へと波及する。内有毛細胞はほとんど障害されないことも特徴の一つである[9]。
　まず外有毛細胞の側壁に並列している膜系の配列の乱れ，小胞体が多層に渦巻状に配列あるいは微細線維の出現により変性が初発する。さらに進行すると細胞全体の崩壊がみられ，細胞内小器官が主としてヌエル腔に浮遊する。その後ダイテルス細胞がヌエル腔を充足すること，あるいは血管条に変化の少ないことなどは前記の抗生物質におけると同様である。一方，前庭半規管にはこの薬物はほとんど障害をおよぼさない。

以上述べたアルキル化剤以外に抗腫瘍薬であるシスプラチン（cis-platin）も聴器毒性がある[10]。私どものモルモットを使用した実験ではこの薬剤の全身投与により外有毛細胞が変性に陥るが、その障害範囲が連続していず、散在していることが本薬物による障害の大きな特徴である（図44）。一個の感覚細胞の障害様式は1-aに述べたのに準ずるが、細胞膜断裂が比較的急速に起こる。

3) ループ利尿薬による蝸牛障害

ループ利尿薬は腎細尿管のナトリウム再吸収を阻止する作用をもつ。これに属する薬物にはエタクリン酸、フロセミド、ブメタニドなどが挙げられるが、ヒトにこれら薬物を使用した例に難聴をきたす症例がみられる[11]。これらを実験的にモルモットで大量静脈内投与を行うと、一過性の聴力低下の起こることが知られている（図45）。これらの蝸牛を観察するとラセン器の変化は軽微であるが、血管条に1-bの項で述べた（I）の型に属する変化が発生している（図46）。この変化は可逆性であることにその特徴を見出せるが、この際血管条に多量存在する膜ATP-aseの活性が阻止されていることが証明されている[12]。機能の変化の状態をみるために追跡子としてhorse radish peroxidase（HRP）を静注し血管条への移行を観察した場合、無処置ではHRPは毛細血管腔より血管条細胞間隙に濾出するが内リンパ腔へは排泄されない。しかしループ利尿薬であるフロセミドを投与すると容易に辺縁細胞膜を通過し、内リンパ腔に排出されるのが観察される（図47）。この事よりループ利尿薬により内リンパ産生のポンプが一時的に異常をきたし、不要な物質まで内リンパに流出していることがわかる。

聴器毒性薬物としての利尿薬はループ利尿薬が主役を占めるが、サイアザイド系利尿薬もその毒性は非常に軽度であるが皆無ではない[13]ことに注意が必要である。

4) ループ利尿薬とアミノ配糖体系薬物の併用投与による蝸牛障害

この2種の薬理作用の異なっている薬剤をそれ単独では蝸牛に恒久的変性を発生せしめ得ない量を併用投薬した場合、ラセン器に非常に高度の変性が惹起されることが実験的に証明されている[14]（図48）。一方、臨床上この2種の薬剤併用によると考えられる難聴発生例も報告されている[15]。すなわち、この2種の薬剤の聴器毒性には相乗作用がある。この理由は利尿薬により血管条の細胞膜透過性が亢進するため同時に投与されたアミノ配糖体系薬物が異常に内耳液に多量侵入するためと考えられる。

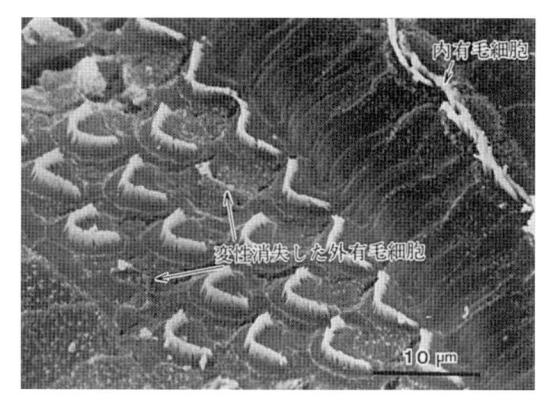

図44. 抗腫瘍薬シスプラチン投与により斑点状に所々に外有毛細胞の障害がみられる（モルモット）。

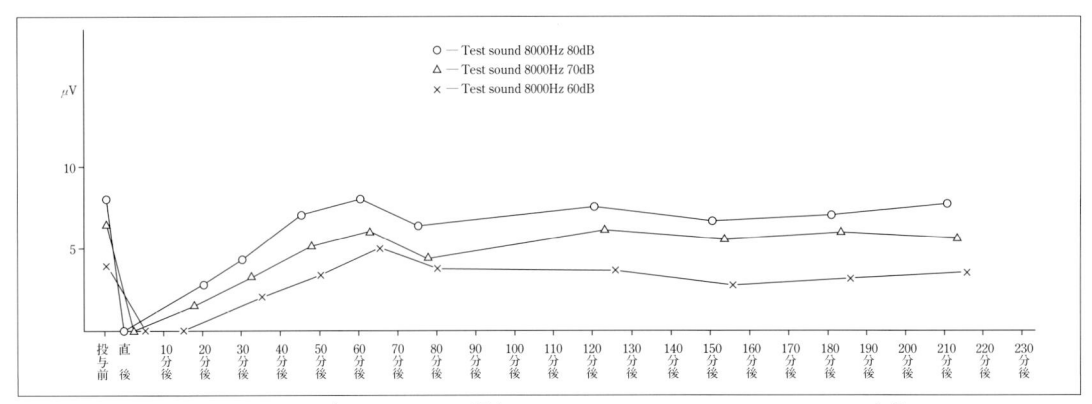

図45. フロセミド 50mg/kg 投与モルモットの ABR Peak to Peak の変化
　ループ利尿薬（フロセミド）投与により急速に聴力低下がみられ，ついで徐々に正常にまで回復する（モルモット）。

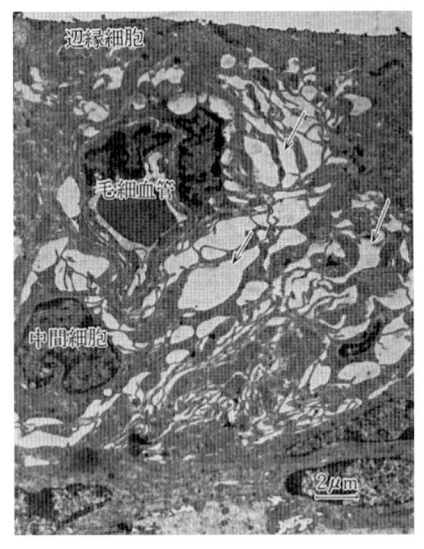

図46. ループ利尿薬により，血管条の細胞間隙の拡張がみられる（矢印）（モルモット）。

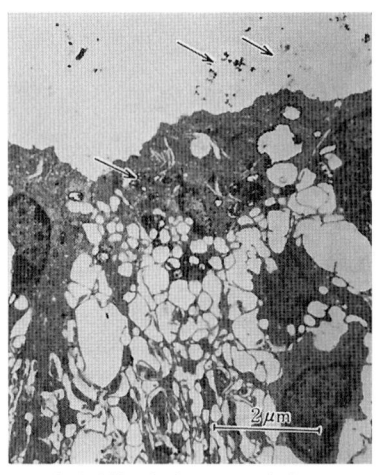

図47. ループ利尿薬の投与により追跡子として静注した horse radish peroxidase（矢印）は辺縁細胞内より内リンパ腔へ漏出しているのがみられる（モルモット血管条）。

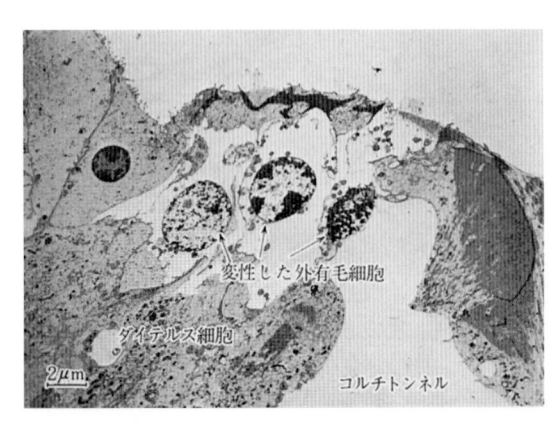

図48. アミノ配糖体薬物とループ利尿薬を併用投与した場合
　高度のラセン器変性が惹起される（モルモット）。

b 機械的刺激による蝸牛障害

音響，振動，頭部外傷などで過剰な機械的刺激により，一時的あるいは恒久的な蝸牛障害が起こる。

1）強大音による蝸牛障害（音響外傷）

これには騒音などかなりの長時間の音曝露による場合と，大砲やピストル音など衝撃音による障害がある。騒音環境で長時間曝露されると4,000Hzより聴力低下が初発することが多く（c^5dip），漸次低・高音部に難聴が進行する（図49）。

80～90dB以下の音曝露では不可逆的変化は蝸牛に生じないが，90dB以上の音曝露では蝸牛諸組織の物質代謝障害が生じ，その障害はその音の強さならびに曝露時間の増大に比例して増加するとともに，代謝障害のみでなく機械的障害が加わる。130dB以上の音曝露では機械的な障害を主とする変化が短時間においても発生する[16)～18)]（図50A）。

音響外傷により感覚毛は屈曲，水疱様膨隆ついで融合などの変化が比較的早期に発生することは，感覚細胞胞体内の変化がより大である場合の多い薬物中毒などによる他種原因による障害に比し特徴といえる所見である（図50B）。それについで，あるいは平行して蓋板下部のライソゾームの増大，滑面小胞体の著明な増大，核膨化などが感覚細胞胞体内の変化としてみられる。この場合も一般に外有毛細胞が内有毛細胞に比し受傷性が大である。

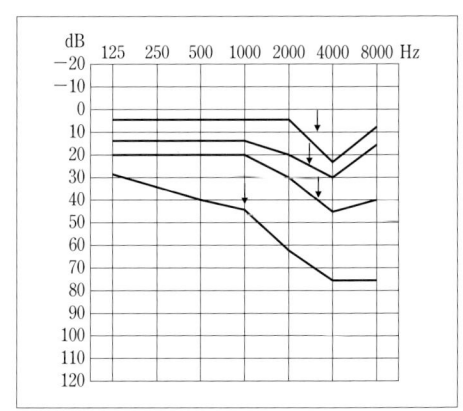

図49. 騒音による聴力障害のオージオグラム
4,000Hzの低下（c^5dip）より発症することが多い。

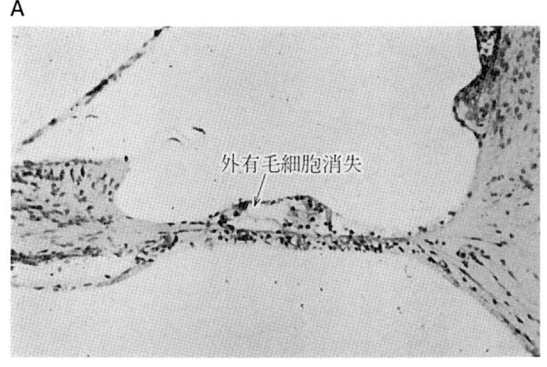

図50. 騒音環境で長期間労働していたヒト蝸牛
A. 外有毛細胞は消失している（五十嵐真による）。
B. 音響外傷により外有毛細胞は大部分変性消失している（モルモット）。

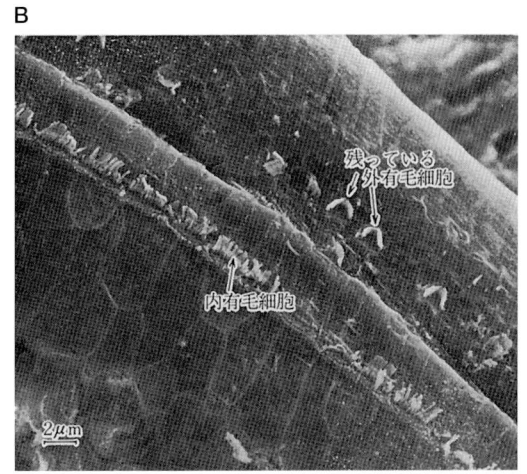

ラセン器内神経線維および終末は感覚細胞が変性消失した場合も遺残していることが多く，外傷に対して抵抗性が大である。しかし遠心神経終末内のシナプス小胞の増大あるいは内有毛細胞への求心神経終末の膨化も生ずる場合がある。

血管条に対する変化はラセン器に比し微少であるが，細胞間隙の増大，毛細血管腔の減少，辺縁細胞に空胞の出現など報告されているが，通常これらの変化は可逆性である。

130dB SPL以上の音圧が急激に聴器に負荷されると蝸牛ラセン器に高度の機械的破壊がみられる。この場合，内外有毛細胞とともに支持細胞神経線維が破壊されるが，爆発音，ピストル音などでは下部回転の破壊が強度である。一方，同一回転でも変性部が島状に存在し，正常感覚細胞の存在部と明瞭に境されている場合があるが，これは衝撃波の振幅の大である部と考えられる（図51）。

2）振動による蝸牛障害

砕岩機，チェーンソーなどの使用時には音響とともに振動による障害が身体に現われ，振動病といわれる。聴器への障害性をみるためモルモットで頭部へ低周波数の振動を長時間負荷すると外有毛細胞胞体内に種々の程度の小胞体や索状物の出現増量などが観察される。

臨床上，中耳手術の際，耳小骨連鎖が健全であると回転中の手術用burrがそれに触れた場合内耳障害が惹起されることがある。実験的に類似の操作をモルモット耳小骨に加えると内外有毛細胞の変性よりラセン器の完全消失まで種々の程度の変化がみられる[19]（図52）。

3）頭部外傷による蝸牛障害

頭部外傷の場合，程度が高度であると難聴，耳鳴，めまいを発現する場合も多い。聴器には内耳道，内耳神経，鼓室腔，乳突蜂巣などに出血のみられるのがその特徴である[20]。

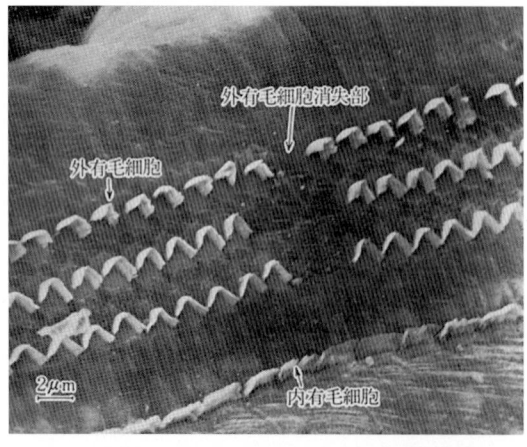

図51. 衝撃音（starting pistol音）により島状に限局した外有毛細胞の消失がみられる（モルモット）。

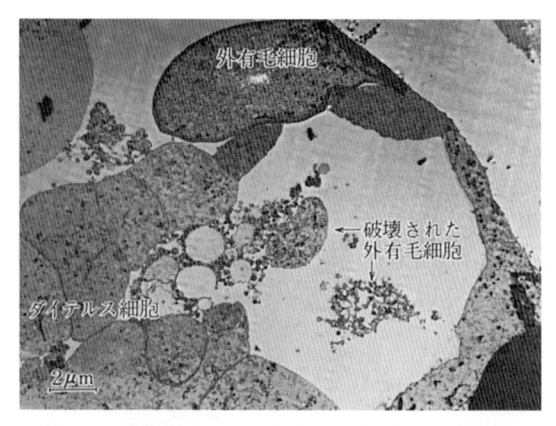

図52. 手術用ドリルを耳小骨に接触した場合のラセン器
感覚細胞は振動による外力のため高度に障害を受け，細胞破片がばらばらにヌエル腔に散在する（モルモット）。

c 加齢による蝸牛の変化（老人性難聴）

加齢により生理的に聴力低下（presbycusis）が生じる（図53）。臨床的には一般に高音閾値上昇，語音弁別能低下などとしてみられる。年齢にともなう生理的な聴力低下を広義の老人性難聴，年齢平均値をいちじるしく超えたものを狭義の老人性難聴という。Schuknecht（1964）[21]はヒト側頭骨の光顕的観察より次の4つの型に分類している。

(1) ラセン器感覚細胞の消失（sensory type）
(2) 神経線維の変性（neural type）
(3) 血管条の一次変性をともなう代謝障害（metabolic type）
(4) 基底板の生理機能の変化（mechanical type） Johnson（1972）[22]らはこれに蝸牛毛細血管の変化を付加している。

加齢ヒト蝸牛あるいは実験的に加齢動物の蝸牛を電顕でみると，ラセン器感覚細胞の変性消失が加齢の度に応じてみられる。その変性の程度は下部回転が上部回転に比し大である。一部位のみでラセン器を観察すると内有毛細胞が外毛細胞に比し健存率が多く，その感覚細胞の変性初期像として感覚毛の弾力性の減少，変形，蓋板下部にライソゾームの出現増量，無構造物質の出現，小胞体の増量など一般的な感覚細胞変性像が観察される[23]。なお，ライソゾームの増量はヒト感覚細胞において特に著明である。一方それに付着する神経終末は僅少である。

血管条は特に中間細胞あるいは基底細胞胞体内に多量のライソゾームと考えられる電子密度大の集団が認められる。

d 突発性難聴

突発的に高度の感音難聴を起こす疾患はいくつか知られているが，中でも"(1) 突然に難聴が発症する。(2) 難聴の性質は高度の感音難聴である。(3) 原因は不明である。"の特徴を有するのが突発性難聴といわれている（表2参照）。

原因として循環障害説[24)～26)]，炎症，ウイルス感染説[27)～29)]が有力である。正円窓膜，ライスネル膜破綻説などもいわれるが確実な原因は不明である。本疾患は症候名であり，単一の原因でなく，原因が判明すればこの疾患より除外される。

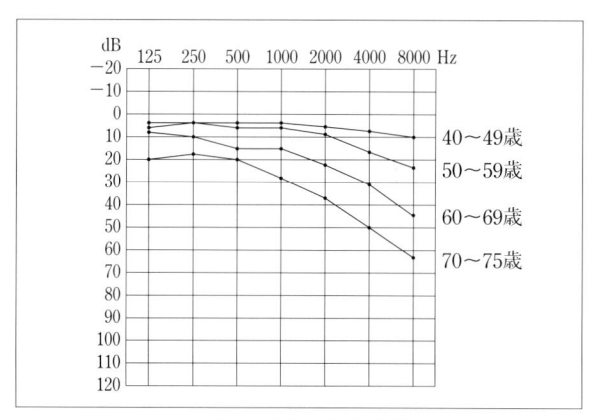

図 53. 聴力の年齢変化

表2. 突発性難聴の診断基準

1. 主症状の特徴
    1) 突然に難聴が発生すること。
        文字通り即時的に発症することもあるが，朝目が覚めて気づく例もある。これが就寝中に突発的に起こったものか，ある程度の時間がかかったかは不明であるが，要するに，そのとき，自分がどうしていたかを明言できるもの。
    2) 高度の感音難聴であること。
        必ずしも「高度」である必要はないが，実際には「高度」でないと発症に気づかないことが多い。一側性が多いが両側性のこともある。聴力検査上，改善・悪化の繰返しはない。recruitment現象の有無は一定しない。
    3) 難聴の原因が不明または不確実であること。
        当時かぜ気味であったとか，ウイルス感染を疑わせるものなどがあるが，難聴との因果関係が明瞭でないものはすべて含める。
2. 随伴症状の特徴
    1) 耳鳴をともなうことが多い。
        耳鳴が難聴の発生と同時，または相前後して起こる例が多いが，まったくない例もある。
    2) めまいをともなうこともある。
        めまい，嘔気，嘔吐をともなうこともあるが，発作を繰返すことはない。
    3) 第Ⅷ脳神経以外には顕著な神経症状をともなうことはない。

> 診断基準
>   確実例：1および2の全条件をみたすもの
>   疑い例：1の1)と2)をみたすもの

めまいを随伴する例とともなわない例があり，後者は前者に比し予後は良い。この両者は異なった原因，病態を示すものと考えられる。後記の私どもの治療によく反応する点と可逆性をもつ内耳性難聴という点より，血管条の機能不全が大きな領域を占めていると推定される。

e 外リンパ瘻（内耳窓破裂症）

前庭窓（卵円窓），蝸牛窓（正円窓）の一つまたは両者が破れて瘻孔を生じ外リンパが漏出し，感音難聴，耳鳴，めまい，平衡失調，耳閉塞感などのいくつかをともなう状態をいう。

原因は重いものをもち上げる，運動，分娩などで力む，咳こんだりして髄液圧が急に上昇するため，あるいは潜水，鼻を強くかむ，飛行機での上昇下降など気圧性外傷による場合がある。前者は外方破裂 explosive route，後者は内方破裂 implosive route といわれる。

診断：厚生省急性高度感音難聴調査研究班による診断基準（昭和58年度案）では，以下の症状のいずれか一つでもある場合，外リンパ瘻を疑う。
(i) 髄液圧，鼓室圧の急激な変動を起こすような誘因の後に，耳閉感，難聴，耳鳴，めまい，平衡障害などが生じた。(ii) 外耳・中耳の加圧・減圧などでめまいを訴える。(iii) 高度感音難聴が，数日かけて生じた。(iv) "水の流れるような耳鳴" あるいは "水の流れる感じ" がある。(v) パチッという音（pop）のあと耳閉感，難聴，耳鳴，めまい，平衡障害などが生じた。

f 急性低音障害型感音難聴（低音型突発難聴）

「原因なく突然，あるいは急性に発症した，めまいをともなわない低音型感音難聴」という基準によって選択された疾患である。本症の選択基準は報告者によってやや異なるが，一例を表3に示す。

表3. 急性低音障害型感音難聴の選択基準[30]

1. 原因が不明であること
2. 発症が急速であること
3. 低音障害型（原則として2,000〜8,000Hzは正常範囲）の感音難聴であること。125, 250, 500Hzの平均が20dBまたはそれ以上。2,000, 4,000, 8,000Hzの平均が15dB以下（ただし、対側に軽度の固定した高音障害があるときはそれとの差が15dBまたはそれ以内）。

表4. メニエール病の診断基準

1. 回転性めまい発作を反復すること
    1) めまいは一般に特別の誘因なく発来し、吐き気、嘔吐をともない、数分ないし数時間持続する。
    2) 発作の中には「回転性」めまいでない場合もある。
    3) 発作中は水平、回旋混合性の自発眼振をみることが多い。
    4) 反復性の確認されぬ初回発作では、めまいをともなう突発性難聴と十分鑑別されなければならない。
2. 耳鳴、難聴などの蝸牛症状が反復、消長すること
    1) 耳鳴、難聴の両方またはいずれかの変動にともないめまい発作をきたすことが多い。
    2) 耳閉塞感や強い音に対する過敏性を訴える例も多い。
    3) 聴力検査では、著明な中・低音部閾値変動や音の大きさの補充現象陽性を呈することが多い。
    4) 一耳罹患を原則とするが両耳の場合もみられる。
3. 1, 2の症候をきたす中枢神経疾患、ならびに原因既知のめまい、難聴を主訴とする疾患が除外できる。
これらの疾患を除外するためには、問診、一般神経学的検査、平衡機能検査、聴力検査などを含む専門的な臨床検査を行い、時には経過観察が必要な場合もある。

診断基準
　確実例：1, 2, 3の全条件をみたすもの
　疑い例：1と3、または2と3の条件をみたすもの

　一般に本症は一側性で1回の発作後比較的短期間で治癒する例が多いとする報告が多いが、まれに両側性と考えられる症例もみられる。また、聴力が変動しながら治癒する例、同様の症状を複数回にわたって繰り返す例、一定の期間を経て再び発症する例、あるいはメニエール病に移行する例もみられる[31]。

　立木[32]は、急激に発症する低音障害型感音難聴、いわゆる低音型突発難聴のオージオグラムを分析し、この疾患における低音障害の原因は内リンパの増量による基底板のstiffnessの増加によるものとした。原因は不明であるが、推定される病態としては内リンパ水腫が考えられる。

g　メニエール病

　発作性のめまいに一過性の耳鳴と難聴をともなう内耳疾患であり、ほとんどの場合一側性である。その診断基準は表4に示す。

　メニエール病患者の側頭骨組織標本よりその病態は内リンパ水腫であると考えられている[33]。これ以外にも、膜迷路破裂、瘻孔、前庭内線維症、神経性病巣、などが報告されている[34]（図54）。内リンパ水腫が持続していても臨床症状としてはめまい、難聴発作が出現、軽快をくり返すので水腫以外に発作をきたす何らかの可逆性をもつ誘因がこれに関与していると考えられる。

図 54A. メニエール病の蝸牛管および球形嚢(S)の拡張
(Schuknechtによる，1981)

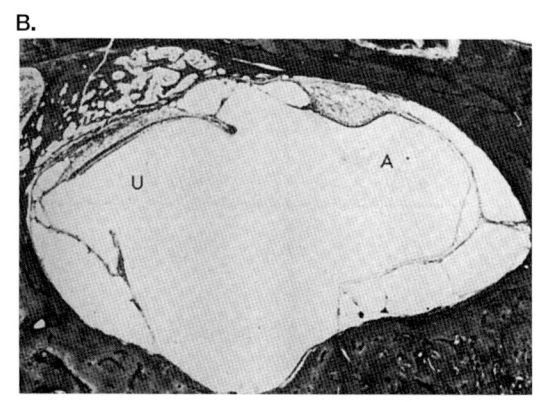

図 54B. 卵形嚢(U)膨大部(A)は水腫が高度となり破裂している。(Schuknechtによる，1981)

h 先天性難聴

1) 遺伝性難聴

遺伝性難聴は遺伝形式，発症時期，障害部位，聴力型，他の合併症などの組み合わせから約70の型がある。

難聴が唯一であるものが多いが，他の疾患を合併する症候群もあり，これにはWaardenburg症候群，Alport症候群，Jervell and Lange-Nielsen症候群，Usher症候群，Cogan症候群，Turner症候群，Cockayne症候群，Pendred症候群，Marfan症候群，van der Hoeve症候群，CATCH22症候群などがある。このうちWaardenburg症候群やCATCH22症候群ではポジショナルクローニングに成功しており，まだクローニングされていない疾患においても連鎖解析による遺伝子マッピングが報告されつつある。

非症候群性遺伝性感音難聴は優性か劣性か，X遺伝性かあるいはミトコンドリア性かで大きく分けられる。さらにこれらはオージオグラム，発症時期，進行性など臨床像によって細分される。

徐々に進行する両側性の高音障害漸傾型，左右対称性感音難聴で家系内で同様の難聴者がみられるのを家族性内耳性難聴といい，メンデルの優性遺伝形式によるとされる[35]。

劣性遺伝による生来の両側性高度難聴は先天ろうといわれる。その内耳病態によってMichel型，Mondini型，Scheibe型，Alexander型，Bing-Siebenmann型などに分類される[36]。

Michel型：内耳の形成不全のうちでもっとも程度が強く，かつ早期に発生が阻害されたと考えられる形成不全で，内耳の発生が完全に欠如したもの。サリドマイド奇形児にもこの型のみられた報告がある（図55）。

Mondini型：膜迷路だけでなく，骨迷路にも変化のみられる内耳の不完全形成型。胎生の約第6週目前後に内耳の形成が途絶したと考えられている。

Scheibe型（蝸牛球形嚢形成不全）：骨迷路の発生は正常であるが，膜蝸牛と球形嚢に変性がみられる。この場合，血管条機能不全による蝸牛管のいわゆるcollapseあるいはラセン器の変性，球形嚢のcollapseの形をとる。臨床的にはろうか高度の難聴として現われる[37]。

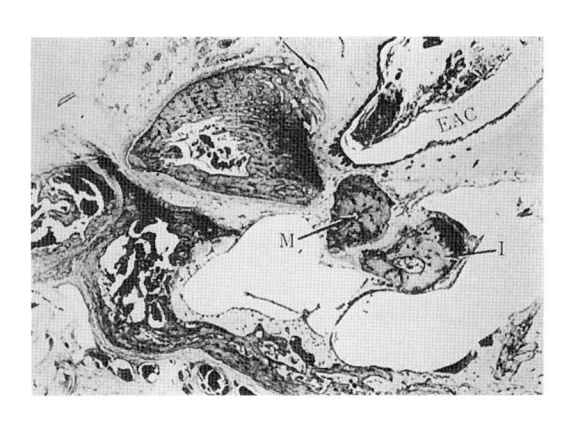

図55. サリドマイドによる内耳形成不全
中耳腔に耳小骨（M, I）をみるが、内耳のあるべき部分には骨壁のみですぐ硬脳膜に接している（Jorgensenらによる、1971）。

　現在のところ非症候群性感音難聴に関しては遺伝子そのものについてわかっていることは多くないが、今までにいくつか遺伝子座の決定されているものがある[38]。ヒトゲノム機構（The Human Genome Organization）で遺伝形式によって報告順に難聴遺伝子座が命名されている。優性遺伝はDFNA、劣性遺伝はDFNB、X連鎖遺伝はDFNである。

　常染色体優性遺伝によるものでは、進行性の低音障害型感音難聴（DFNA1）がコスタリカの家系で5q31に、また進行性高音障害型感音難聴が1p32にあることが報告されている。

　常染色体劣性遺伝によるものでは先天性高度感音難聴（DFNB1）が13q12に位置づけられ、早発性感音難聴（DFNB2）が11q13, 5に位置づけられている。

①ストマイ難聴と遺伝的要素

　ストマイ難聴の家系の中にストマイ注射を受けずに難聴になったものがいることが立木[39]により報告されて以来、本症はその基盤に難聴になりやすい素質があり、それは遺伝すると推定されていた。

　ストレプトマイシンをはじめとするアミノ配糖体抗生物質はリボゾームRNAと結合することでその薬理作用を表すので、リボゾームRNA遺伝子がその部位だと推定され、1993年にミトコンドリアの12SリボゾームRNA遺伝子内にある1555番目の塩基の点突然変異が発見された。1555変異をもつリボゾームRNAは立体構造が変化してストレプトマイシンとより結合しやすくなっており、その作用をより強く受けると推定されている[39]。

　ストマイ難聴家系の中でストマイ非使用難聴例がストマイ難聴例と同様の1555変異を示した例も報告されていることはこのDNA変異の作用が単にアミノ配糖体薬物に対する抵抗性の弱さを媒介として難聴を起こすものではないことを示唆している。

②mtDNA3243変異と感音難聴、糖尿病

　van den Ouwelandら[40]は、糖尿病と感音難聴が数世代にわたり母系遺伝している家系において、患者のmtDNAのほぼ全塩基配列を決定し、正常塩基配列と異なるいくつかの塩基置換の中で、塩基番号3243におけるアデニン（A）からグアニン（G）への一塩基置換（3243変異）のみが糖尿病と難聴に関連していることを見出した。これが報告された1992年、同様の家系においてやはり3243変異が同定され、以後国内外で多くの症例が報告されている[41]。この変異は日本人糖尿病患者約600万人の約1％に存在するといわれる。

今後原因遺伝子がさらに多く同定され，難聴の発生する機構が明らかにされ，その発症の予防，治療につながるとともに，倫理的に大きな問題を持つ出生前診断にも将来関わってくると思われる。

2）妊娠中の原因による難聴
ⓐ感染

これには梅毒やウイルス感染がある．後者ではポリオ，麻疹，流行性感冒，肺炎などがあるが，特に妊娠3ヵ月以内に母体が風疹に罹患した場合，高度難聴発症率が大である．

ⓑ薬物中毒

サリドマイド，バルビタール剤，サリチル酸剤，アミノ配糖体抗生物質など．

ⓒ母体の栄養代謝障害

i　その他の蝸牛障害

中耳内の炎症が存在する場合，気導とともに骨導低下が起こることは知られている．これは両円窓特に正円窓を介して中耳内炎症が外リンパ経由でラセン器を種々の程度に侵襲する．この場合，両円窓部に近い部より上部回転に到るに従い変性の程度は減少する．

糖尿病，腎疾患など全身的疾患が存在すると蝸牛障害が惹起され，あるいは増悪することがある[42]．実験的に成熟ラットにpuromicin aminonucleoside（PAN）を投薬することによりネフローゼ症候群を起こすことができる[43]．この際血管条を観察すると主に辺縁細胞内に大小の空胞ならびに内リンパ腔への膨隆，一部にその膜断裂が認められる．これらの変化は，PAN投与を中止すると正常に回復する．

表5A．一側性感音難聴原因別分類[44]

	右	%	左	%	計	%
中耳炎性	17	3.8	25	5.2	42	4.5
老人性	3	0.7	1	0.2	4	0.4
騒音性	9	2.0	7	1.5	16	1.7
急性音響外傷	4	0.9	4	0.8	8	0.9
頭頸部外傷	16	3.6	23	4.8	39	4.2
薬物性	25	5.6	25	5.2	50	5.4
突発性難聴	42	9.4	38	8.0	80	8.7
耳下腺炎症	9	2.0	8	1.7	17	1.8
メニエール病	14	3.1	20	4.2	34	3.7
原因不明若年発症	80	17.9	72	15.1	152	16.5
原因不明成人発症	165	36.9	193	40.5	358	38.7
遺伝性，家族性	1	0.2	0	0.0	1	0.1
腫瘍によるもの	4	0.9	3	0.6	7	0.8
中枢性	1	0.2	1	0.2	2	0.2
その他	57	12.8	57	11.9	114	12.3
計	447		477		924	

表 5B. 両側性感音難聴原因別分類[44]

	右	左	計	%	左右とも診断同じ	(%)
中 耳 炎 性	84	87	171	2.8	45	1.7
老 人 性	613	611	1,224	19.7	584	21.6
騒 音 性	163	172	335	5.4	159	5.9
急 性 音 響 外 傷	15	13	28	0.5	13	0.5
頭 頸 部 外 傷	154	153	307	4.9	144	5.3
薬 物 性	148	150	298	4.8	145	5.4
突 発 性 難 聴	62	63	125	2.0	20	0.7
メ ニ エ ー ル 病	63	67	130	2.1	28	1.0
原因不明若年発症	463	458	919	14.8	434	16.0
原因不明成人発症	943	951	1,894	30.5	847	31.3
突発性両側性感音難聴	55	51	106	1.7	51	1.9
遺伝性, 家族性	40	41	81	1.3	40	1.5
糖尿病に合併	32	29	61	1.0	28	1.0
腫瘍によるもの	20	20	40	0.6	13	0.5
中 枢 性	40	44	84	1.4	40	1.5
腎 炎 に 合 併	9	9	18	0.3	9	0.3
そ の 他	204	191	395	6.4	109	4.0
計	3,108	3,108	6,216		2,709	

すなわち腎疾患においては蝸牛血管条の変化が大である。

　何らかの外因によりライスネル膜, 正円窓穿孔が起こり, 難聴になる場合があるが, この両者の膜は穿孔の程度にもよるが修復可能であることが実験的に知られた。しかし穿孔の際の内外リンパの混合はラセン器感覚細胞, 血管条の変性をも惹起する。

　以上述べた以外にも現在なお臨床上原因不明の難聴が感音難聴の大きな部分を占めているので, これらの解明は今後に残された課題である (表5)。

第5章　難聴の診断（聴覚検査）

I．難聴の程度

　オージオグラムは純音聴力検査によって測定された気導聴力閾値と骨導聴力閾値を記入するための定められた形式の図である。

　オージオグラムの横軸は対数目盛りでとった検査音の周波数を示し，横軸はdB目盛りで表示した聴力レベルを示す。周波数を対数目盛りでとると，オクターブ幅の周波数が等しい間隔で目盛られることとなり，オージオグラムの隣接する周波数の間隔は1オクターブということになる。

　オージオグラムの形式は1オクターブの間隔と聴力レベル20dBの間隔が等しくなるように決められている[1),2)]。

　オージオメータの0dBは一応正常耳がかろうじて聞き得る最小の音の強さ（最小可聴値）であるが，測定誤差，その他の因子によりばらつきがあり，±10dBは正常範囲とされる。聴感覚の上限は最大可聴値あるいは触覚閾とよばれ，SPLで120～130dBである。音が大きすぎて不愉快に感じるレベルを不快レベル（UCL．uncomfortable level）で80～90dBHL付近にある。ちょうど適当な大きさで聴きやすい大きさのレベルを快適レベル（MCL．most comfortable level）といわれ，50dBHL付近である。

　一般的には難聴の程度を10～40，70，100dBで分け，おのおの軽度，中等度，高度およびろうに分けられる（図56）。

　オージオグラムにおいて500Hz，1,000Hz，2,000Hzの3周波数帯域に含まれる部分を話声域（言語帯域，speech range）といわれる。難聴を表示する方法にはその目的によって種々の方法が用いられるが，多くは話声域の平均聴力レベルが用いられる。すなわち500Hz，1,000Hz，2,000Hzにおける聴力レベルをそれぞれ，adB，bdB，cdBとすると，平均聴力レベル$=\dfrac{a+2b+c}{4}$で表される（4分法といわれる）。これは身体障害者福祉法や国民年金法の診断書に用いられる。

　一方ISOL（国際標準化機構，international organization for standardization）の勧告では$\dfrac{a+b+c}{3}$

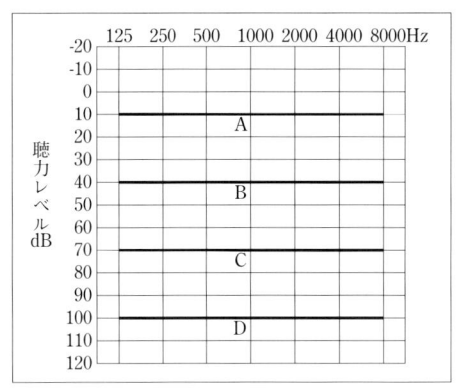

図56. 難聴の程度
10-40dBまでは軽度(A)，70dBまで中等度(B)，100dBまで高度(C)，それ以上ろう(D)

が用いられる（3分法）。4周波数6分式平均値，いわゆる6分法 $\frac{a+2b+2c+d}{6}$ （d=4,000HzのdB）は労働者災害保険法で用いられる。

II．純音聴力検査

聴覚を測定するのを聴力検査といわれるが，これは難聴の診断上もっとも重要である。検査法には囁語，会話音，音叉を使用する簡単なものから純音オージオメトリー，語音オージオメトリーなどが一般に用いられているが，近年インピーダンスオージオメトリーや内耳ならびに中枢部での音に対する誘発反応を利用した種々の検査法が難聴の程度，部位診断などに応用されるようになっている。

聴力検査は最小可聴値を検出するのが目的であるので，検査場所はその閾値が変動するようであってはならない。そこで聴力検査を行いうる場所の暗騒音は30フォン以下と規定されている。

1．音叉による検査

近年，オージオメータの発達のため音叉による検査はあまり行われなくなったが，設備のないところでは簡便でもあり，なお使用されている。よく使用されるのはLucae（ルーツェ）の音叉であり，これはC（128Hz）とfis^4（2,860Hz）の2本よりなる。前者は低音を，後者は高音検査を代表している。

これらを駆動して発せられた音が被検耳で聞き得る程度を正常耳と比較する。気導聴力の測定とともに，この音叉の基部を耳後部（乳突部）にあて，骨導聴力の測定も行える。この音叉を使用して次の方法が病巣診断の一助として行われる。

a　ウェーバー（Weber）法

音叉の基部を前額あるいは頭頂の正中線上におくと，正常では両側耳同程度に聞こえるが，一側耳に難聴があると左右異なる。このテストの音叉は通常C，C^2（512Hz）またはa'（435Hz）を用いる。伝音障害では患側耳に偏し，感音障害では健側耳に強く聞こえる。

b　リンネ（Rinne）法

気導と骨導の聴取時間を比較する方法である。一般に正常耳では気導は骨導より聴取時間が長い。

駆動した音叉の基部を耳後部（乳突部）にあて，聴取できなくなった時（骨導），ただちに音叉の振動部を外耳導入口部に近づけると気導ではなお聴取できる。これをリンネ陽性（気導＞骨導）という。この逆に気導で聴取できなくなってから骨導がなお聞こえる場合をリンネ陰性（気導＜骨導）という。気導と骨導の聴取時間が同じ場合はリンネ±0という（図57）。

伝音難聴ではリンネ陰性，正常耳あるいは感音難聴ではリンネ陽性である。

c　シュワバッハ（Schwabach）法

骨導の聴取時間を測定する方法であって，被検耳の乳突部に音叉基部をあて，正常耳と比較する。一般に伝音難聴では骨導延長し（シュワバッハ陽性），感音難聴では短縮する（陰性）。

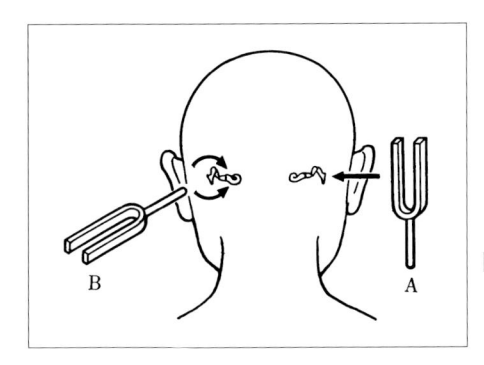

図 57. 音叉による気導，骨導の検査法および音の内耳への到達経路
A, 気導　B, 骨導

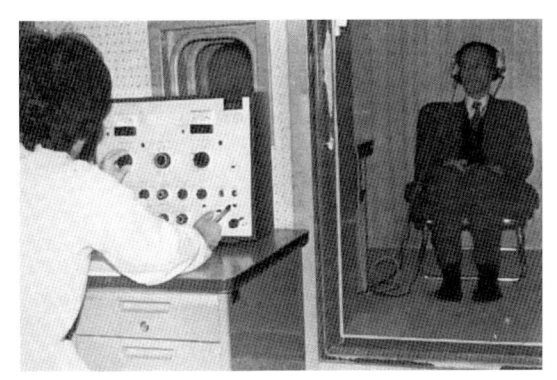

図 58. オージオメータによる検査

d　ジェレ（Gellé）法

アブミ骨の可動性を検査する方法で，乳突部にあてた音叉の音が外耳道へポリツェル球にて圧を加えて変化する場合，アブミ骨の可動性あると判定し（Gellé陽性），変化しない時は固定しており耳硬化症の診断に用いられる。

2. オージオメータによる検査

オージオメータは各種の純音を電気的に発振し，それぞれの音を強めたり弱めたりすることができる。発振器，増幅減衰器，レシーバーよりなり，通常 250, 500, 1,000, 2,000, 4,000, 8,000Hz の音が出るようになっている。増幅器の目盛は各周波数とも正常聴力耳が聞くことのできる最小の強さが 0dB になるよう調整されている（図58）。

オージオメータで測定した最小可聴値は横幅が周波数，縦幅が dB で目盛られた用紙に記入され，これをオージオグラムという。

デシベル（decibel, dB と略す）：音の強さを比較する場合に使用される尺度であり，二つ以上の量を比較するのに用いるディメンジョンのない単位である。正常聴力耳が聞き得る最小の強さの平均聴力損失が 0dB とされる。ある周波数での正常耳最小可聴閾値の平均の音のエネルギーを I_0 とし，ある強さの音を I とし，dB で示すと α (dB) $= 10 \times \log I/I_0$ となる。dB は A.G.Bell（電話の発明者）の名を記念して Bel とつけられ，その 1/10Bel すなわち decibel を用いている。

音圧レベル（sound pressure level, SPL）：音が媒質内で生じる圧力の変動状態に関した量で，その実効値で表す尺度である．この尺度はいずれの周波数も 0dB ＝ 0.0002dyne/cm^2 と決められている．

聞こえのレベル（hearing level, HL），感覚レベル（sensation level, SL）：純音オージオメトリーでは正常者の閾値を規準音 0dB としてレベルを決める．これを音圧レベル SPL に対して聞こえのレベル（HL）という．現在日本では JIS の規準を 0dB とするのが HL である．これに対してある個人についてその人の閾値を 0dB として表現する方法を感覚レベル（SL）と呼んでいる．正常者の閾値の音を 0dB とした時を正常者の感覚レベルという意味で正常感覚レベル（normal sensation level）と呼ぶ．日本では正常者の閾値として表 6，図 59 に示した値が JIS（Japan Industrial Standard，日本工業規格）で採用され，これは国際標準化機構（ISO, International Organization for Standardization）の規定に準拠している．一般のオージオメトリーはこの規準に従っている[1),2)]．

（付）オージオメータの日本工業規格（JIS T1201）が 1982 年 8 月に改訂された．基準となる正常の値がそれまでの基準（JIS 1956-63）より約 10dB ほど弱い音となったので，新基準で測定した方が約 10dB 大きい値になる．そこで新基準で測定した閾値を「聴力レベル」，旧基準で測定した閾値を

表 6. オージオメータの基準の 0dB の変遷（dB SPL）

周波数(Hz)	125	250	500	1,000	2,000	4,000	8,000
ASA (1951)	54.5	39.5	25	16.5	17	15	21
BS (1954)	44.5	29.5	12	6	9	9	9
JIS (1956/1963)	54	40	25	17	17	15	21
ISO (1964/1975)	45.5	24.5	11	6.5	8.5	9	9.5
ANSI (1969)	45.0	25.5	11.5	7.0	9.0	9.5	13.0
JIS (1982)	45.5	24.5	11	6.5	8.5	9	9.5

これらの値には測定法などに関して付随の条件がいろいろあるが，それらは省略してある．確認したい時は原著を参照すること．[2)]

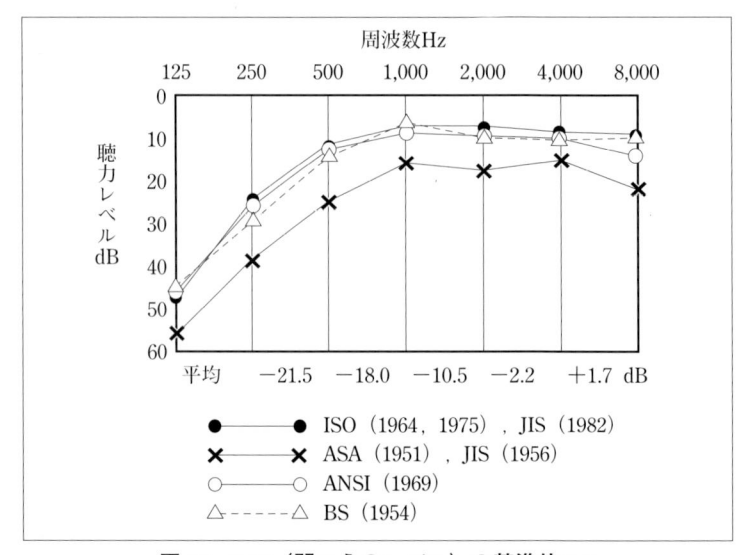

図 59. 0dB（聞こえのレベル）の基準値[1),2)]

「聴力損失」として区別している。

その換算値を表7に示す。移行期は図60のようなオージオグラムを使用したが，現在は聴力レベルに統一されている。

a 気導聴力検査

気導検査はレシーバーから出た音が中耳を通って内耳に入る経路の検査である。検査はまず1,000Hzよりはじめ，漸次高音におよび再度1,000Hzを測定し，その場合の測定値が初回と同様であるか，5dB以内でなければならない。ついで漸次低音に到る。

最小可聴閾値の測定は聞こえない所から音を次第に強めていき，初めて聞こえ出した点をとる（上昇法）。

両耳の聴力差が大であるとき，特に40dB以上ある場合，患耳の測定の際，良聴耳のほうで聞こえるので良聴耳の遮蔽（マスキング）を必要とする（C項参照）。

オージオグラムの記入は右耳は○印で，左耳は×印で記入し，各点を○─○，×…×のように結ぶと定められている（図61）。

表7. 聴力レベルと聴力損失の換算値

周波数 Hz	125	250	500	1000	1500	2000	3000	4000	6000	8000
聴力レベル dB	0	0	0	0	0	0	0	0	0	0
聴力損失 dB	−5	−10	−10	−10	−10	−10	−5	−5	−5	−5
聴力レベル dB	+5	+10	+10	+10	+10	+10	+5	+5	+5	+5
聴力損失 dB	0	0	0	0	0	0	0	0	0	0

注 1) 受話器の種類に関係なく，この値が適用される。
　2) 減衰器の目盛間隔5dB未満のオージオメータについても，この値が適用される。
　3) この値は聴力レベルと「オージオメータのレベル」骨導聴力レベルと骨導聴力損失との換算にも適用される。

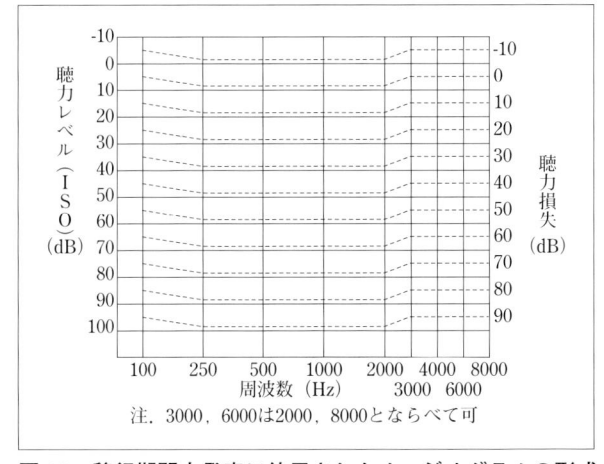

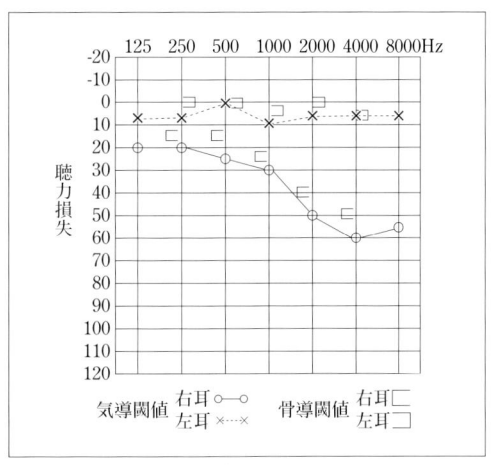

図60. 移行期間中発表に使用されたオージオグラムの形式

図61. オージオグラムの記入例

b 骨導聴力検査

骨導検査は振動板を耳後部（乳突部，あるいは額部正中部）にあて，頭蓋骨を通って直接内耳に達する経路で聞こえを測定する方法である。測定する周波数は250Hzから4,000Hzまでである。

骨導では約5dBの差でも反対耳に聞こえる。よって左右の骨導差が多少でもある場合，あるいは気導骨導差のある場合，必ず反対側耳に遮蔽音を与えねばならない。

骨導値のオージオグラム上の記入は通常右側耳は"⌐（乳突部），⌐（前額正中部）"，左側耳は"⌐（乳突部），⌐（前額正中部）"という記号を用い，気導値のごとく点線あるいは実線で結ばない（図61）。

SAL検査（sensorineural acuity level test）：この方法は一種の骨導測定法である。その原理は，すでに測定ずみのマスキング効果を有する骨導雑音による気導閾値の変動から骨導聴力を判定する方法である。

実際の方法は，まず気導閾値を測定する（AdB）。次に前額部においた骨導受話器から一定レベルのバンドノイズを聞かせながら，つまり骨導雑音下で再び気導閾値を測定する（A'dB）。本検査ではあらかじめ正常耳6耳以上を用いて各周波数について40dBの気導閾値の上昇をおこさせるために必要な雑音の量を実験的に求めておく（MdB）。

骨導聴力損失＝M－（A'－A）dBで表される。この際気導聴力の測定は測定誤差をできるだけ少なくするため断続音を用いる。

本検査法の長所として，マスキングの必要の有無やマスキング量を考えなくてもよい。通常の方法で骨導聴力を測定するとき，低音域では骨導受話器圧低部に生ずる振動感は患者の判断に影響を与えることが多いが，本法では患者の判断に影響しない。市販の診断用オージオメータで行うことができ，検査も比較的簡単であるなどが挙げられる。しかし本法の原理が骨導によって与えられた雑音による気導聴力のマスキングであるので，通常の状態で測定される骨導聴力と同等でない。よってその状態では骨導聴力検査の代用になりにくいともいわれる。またマスキング，対象症例などについて問題がまだ未解決であり，JergerとTillman（1960）[3]はこの方法を骨導聴力測定法としてでなく，内耳機能の一つの測定法としてとらえsensorineural acuity level testと呼んでいる。

c マスキング（masking 遮蔽）

左右異なった聴力の被検者の場合，聴力のより悪い側の耳へ入った音が他側の良聴耳で聞かれている場合がある。これを陰影聴取shadow hearingといわれる。陰影聴取が疑われた場合，検査の際良聴耳に同時に雑音を入れ検査音がその耳で聞こえないような状態にする方法（マスキング）を行う（図62）。

マスキングを必要とするのは陰影聴取が疑われる場合であり，気導では他耳の骨導聴力より40dBまたはそれ以上悪い測定値が得られた場合。骨導では気導骨導差がある場合，あるいは左右骨導差5dBの差またはそれ以上悪い測定値を得られた場合である。

マスキングに用いる雑音は白色雑音white noiseと帯域雑音band noise（正しくは狭帯域雑音narrow band noise）の2種であり，ときにはweighting noiseが用いられる。白色雑音は低音から高音までの

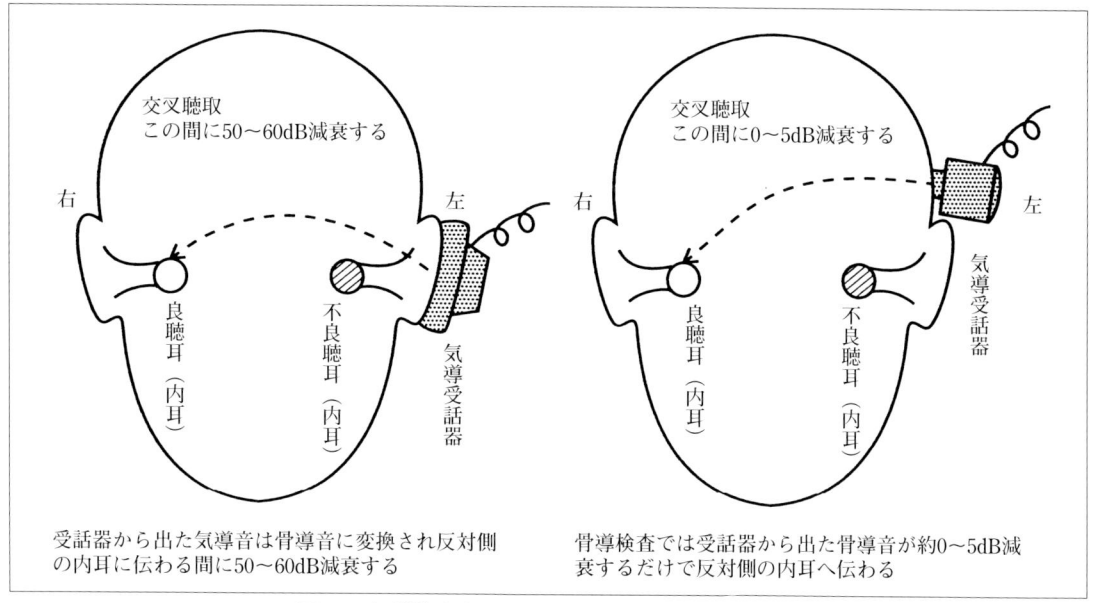

図62. 気導検査音・骨導検査音の対側耳への伝播[4]

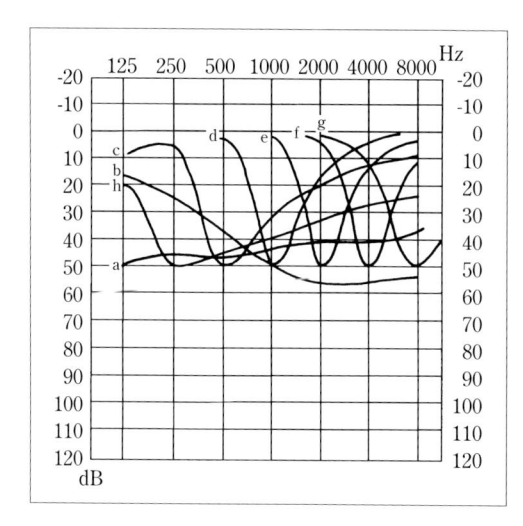

図63. 各種雑音の遮蔽効果[1]
(自記オージオグラムによる実測値から作図したもの)
雑音の強さは白色雑音を除いて他はすべて有効レベル50dB，白色雑音は1,000Hzの有効レベル50dBとして測定。

a：125Hz, band noise　　b：250Hz, band noise
c：500Hz, band noise　　d：1,000Hz, band noise
e：2,000Hz, band noise　f：4,000Hz, band noise
g：8,000Hz, band noise　h：white noise

すべての周波数帯域の成分を含み，しかもそれが等しいエネルギーをもっている。帯域雑音は白色雑音を帯域フィルターを通して濾過し，その一部をとり出したものであり（図63），weighting noiseは白色雑音のように低音から高音まで全周波数の成分を含んだ雑音であるが，そのspectrum levelが異なり，全周波数の純音に対して聞こえのレベルで同等のマスキング効果が出るように作られている。

純音聴力検査におけるマスキングでは帯域雑音の方が有効であると考えられるが，雑音検査の場合のように幅広い周波数帯を含んでいる場合は白色雑音の方が有効である。すなわちマスキングに用いる雑音の種類は検査音によって選ばねばならない。

マスキングを行う方法は，検査しない側の耳にマスキング用の受話器をあて一定の強さの雑音を聞かせる。この雑音の強さは検査音の周波数や両耳の聴力の関係によって決められる。

次にマスキングの実際の方法（プラトー法）について述べる。

1) まずマスキング雑音を入れないで閾値を測定する。ただし，骨導聴力検査の場合は，対側耳にマスキング用のイヤホンを装着した状態で行う。

2) 次に，実効レベルで15dB（対側耳の気導聴力閾値レベル＋15dB）のマスキングを行って閾値を測定する。

3) 1)と同じ測定値（差が5dB以内）が得られればこの値を聴力閾値レベルとし，1)に比べて10dB以上閾値が上昇した場合には，雑音のレベルをさらに15dBずつ増して測定していき，測定値の変化が見られなくなるまでこの操作を反復する。この一定となった値（プラトー）を聴力閾値レベルとする。

　マスキングを行った場合は，必ず用いたマスキング雑音の種類とレベルを周波数別にオージオグラムに記載しておく。

　対側耳のマスキングは上述の手順で行うのがよいが，慣れないうちは時間がかかり，かえって検査の精度が落ちることもある。したがって，この手順に慣れていない場合や時間がない場合は，まず次のような簡略法を採用してもよい。

　気導検査，骨導検査とも対側耳に実効マスキングレベル50dB雑音を負荷して検査を行う（固定レベル法）。雑音にバンドノイズを用いる場合はオージオメータのマスキング用雑音のダイヤルで50dBとすればよい。

　この方法で得られたオージオグラムが，両耳とも気導骨導差がないときであればそのオージオグラムは正しいものと考えてよい。また両耳とも気導聴力閾値レベルが50dBHL以内で骨導良聴耳に気導骨導差がない場合も多くの場合正しい結果が得られる。

　以上の結果から判断して，さらにマスキングが必要な場合には，必要な周波数だけ「プラトー法による検査」を行う。

以下に日本聴覚医学会によって作成された「聴覚検査法（1990）」（2003 一部修正）[4]を参考までに記する。

1. 緒言および適用範囲

1-1. 緒言

日本聴覚医学会は，1972年までに報告された各種聴覚検査法全般にわたって基準化の作業を進め，1975年にその原案をAudiology Japan18巻p.20-46に掲載し，さらに1976年には若干の修正と補足を行って，同誌19巻p.142-145に"聴力検査法1972年基準化案"として報告した。しかしその後，オージオメータの日本工業規格が改訂され（JIS T 1201:1982 オージオメータ），国際的には国際標準化機構（ISO）よりBasic pure-tone audiometric test methodsが提示されるに及んで，純音聴力検査法について再検討が必要となった。ここに述べる検査法の骨子は従来からわが国において行われている方法と，ISO/DIS 8253.2:1986およびISO 6189:1983に基づいて，一つの指針としてまとめた検査法であって，この方法によることを強制するものではない。

1-2. 適用範囲

(1) 純音による聴力（閾値）レベルの測定は，

イ）主として耳科学的診断を目的としたもの。
ロ）聴覚保護を目的とした聴覚管理のためにイ）より限定された周波数で検査が行われるもの。
ハ）選別検査を目的としたもの。
があるが，ロ）ハ）については別にまとめられる予定である。

(2) 本検査は，この検査法をある程度理解し正しく応答しようとする者を対象としている。したがって乳幼児その他特殊な被検者には適用することができない。

(3) 本検査に記載した測定法の手順は一つの指針であって，熟練した検者が測定を行う場合に，その精度を落とさぬ能率的な測定法を採用することを妨げるものではない。また聴覚検査機器の進歩にともなう新しい検査法の発展や，新しい構想による検査法の開発を抑止するものでもない。

2. 聴覚検査に先立つ準備および被検者への説明

2-1. 検査機器

JIS T 1201-1:2000（オージオメータ―第一部：純音オージオメータ）の規格をみたし，かつ正しく校正されたオージオメータを使用する。

注―輸入オージオメータを使用する場合はIEC60645-1:1992の規格をみたし，かつISO389:1991およびISO389-3:1994に従って校正されたオージオメータを使用する。

2-2. 測定環境

聴覚検査は妨害騒音レベルの低い防音室で行う。

被検者を楽な姿勢で着席させる。測定時には，検者が被検者を明視でき，被検者は検者のオージオメータ操作が見えないようにする。

聴覚検査室の温度・湿度は事務室として許容される範囲内とする必要があり，また十分な換気がなされなければならない。

妨害雑音についての詳細は解説4を参照のこと。

2-3. 検者の資格

聴覚検査の準備，被検者への指示，検査の実施は有資格者が責任をもって行うものとする。有資格者とは聴覚測定の理論と実践のしかるべき教育過程を経たものをいう。

2-4. 被検者の準備

聴覚検査に先立ち医師が耳鏡検査を行い，外耳道に検査の障害となる耳垢などがある場合には，これを除去する。また外耳炎や湿疹があるときなど，検査の実施を延期する必要があるか否かを判定する。被検者は聴覚検査の少なくとも15分前から過大な騒音から隔離されている必要がある。

注―検査前に過大に騒音にさらされていると一過性閾値上昇のため本来の値より大きな測定値が得られることがある。

検査に先立ち，下記の指示を行う。

（イ）眼鏡，髪飾り，イヤリング，補聴器などを着けている場合はそれを取りはずす。

（ロ）検査を妨害する騒音の発生を防ぐため，不必要な動きをしないようにする。

2-5. 被検者への検査方法の説明

検査方法について的確な説明を行い，被検者にそれを十分理解させることが肝要である。その説明

には下記の項目を含む必要がある。

(イ) 音が聞こえたときの応答方法（検査音が聞こえている間—断続音の場合は断続音が聞こえている間—ずっとボタンを押し続け，あるいは指か手を上げ続けて応答する）。
(ロ) 音が聞こえなくなったときの応答方法（ボタンを放すとか指か手を下げるなど）。
(ハ) 応答（上記（イ）および（ロ））はできるだけ速やかにする必要性があること。
(ニ) 聞こえる音が非常に小さくても応答する必要性があること。
(ホ) 検査耳の順序，検査周波数の順序の説明。
(ヘ) 検査の続行に支障が生じた時，被検者から検査の中断を申し出ることができること。

説明を被検者が理解できたか否か確かめることが望ましい。疑問がある場合は説明を反復する。

2-6. 受話器の装着法

気導受話器は両耳用ヘッド・バンド（圧抵力500g重以上）を用い耳介部に正しく装着し，周囲にすき間ができないよう，また毛髪がはさまったりしないようにする。受話器が1個の機器では対側に受話器型ダミーを用いる。

骨導受話器は乳突部にヘッド・バンドを用い振動面が圧抵面に平行になるよう，また毛髪がはさまったり，耳介に接触しないように装着する。受話器は検者が装着し，被検者には受話器装着後，特別な指示がない限り受話器に触れないよう指示する。検者も検査中に不必要に受話器に触れたりしないようにする。装着状態に異常を感じた時はただちに知らせるよう，あらかじめ被検者に指示しておく。

注—1) 受話器の装着状態が正しい状態にあることを随時監視する。特に骨導受話器の装着状態には注意が必要である。
注—2) 骨導受話器は前額正中部に装着する場合もある。

3. 気導純音聴力（閾値）レベル測定法

3-1. 検査音の呈示法，呈示時間と休止時間

閾値の測定は原則として断続上昇法による。

1回の検査音は同一レベルで1～2秒呈示する。聞こえるとの応答があったときはいったん検査音を断ち，不定の休止時間をおいて再び検査音を呈示する。その際休止時間が呈示時間より短くならないようにする。

注—検査音は原則として断続器によって断続した音を用いる。自動断続音を用いるときはduty cycle 50％，原則として1秒間に約2回の断続とし，約2秒間聴取させる。自動断続音のときは断続のたびに応答するのではなく，一連の断続音が聞こえている間ずっと（聞こえるとの）応答を続けるよう被検者に指示する（2-5項（イ））

3-2. 検査耳の順序，検査周波数の順序

原則として自覚的によく聞こえる方の耳から検査をはじめる。検査周波数の順序は原則として1,000Hzからはじめ，2,000Hz，4,000Hz，8,000Hzと順次高い周波数に進み，再び1,000Hzを測定し，その後500Hz，250Hz，125Hz，と順を追って低い周波数に進む。800Hz，1,500Hz，3,000Hz，6,000Hzなどについては必要に応じ適宜検査する。

注—1) 初回と2回目の1,000Hzの測定値が10dB以上異なる時は3-4項（ホ）に従って測定しな

おすものとする。
　注―2）高度難聴があることがあらかじめはっきりしているときは1,000Hzからはじめ，低い周波数を先に検査してもよい。

3-3. 予備測定

　本測定に先立ち，はっきり聞こえる検査音を用い，被検者を検査に慣れさせるとともに，応答方法など2-5項の説明を正しく理解しているか否か確かめるために予備測定を行う。

　予備測定手順の例

（イ）良聴耳にたとえば1,000Hz，聴力レベル40dBの検査音を聞かせる。応答が得られたときは，出力レベルを10～20dBステップで応答が得られなくなるまで検査音のレベルを下げる。

（ロ）40dBで応答がないときは10～20dBステップで応答のあるまで検査音のレベルを上げたのち，10～20dBステップで応答がなくなるまで検査音のレベルを下げる。

（ハ）（イ），（ロ）に次いで5dBステップで検査音のレベルを，応答が得られるまで徐々に上げる。

（ニ）初めて応答が得られたレベルあるいはそれより5dB上のレベルで，出力レベルを固定したまま，検査音の呈示と休止を1～2回繰り返す。応答が呈示パターンとおおむね一致したら予備測定終了とする。

（ホ）応答と呈示パターンとが一致しないときは（ハ）以降の手順を繰り返す。それでも応答と呈示パターンが一致しないときは2-5項の説明を繰り返す。

　注―1）この測定法では検査が円滑に行えないと判断されたときは，被検者に応じて検査音の呈示法，応答方法を変更して測定を行う。

　注―2）十分に習熟していて安定した成績の得られる被検者の場合には予備測定を省略してもよい。

3-4. 本測定の手順

（イ）予備測定で得られた1,000Hzの応答レベル（3-3（ハ）のレベル）から出力レベルを10～20dB下げ，5dBステップで段階的に検査音レベルを上げ，初めて確実な応答が得られる1,000Hzの（閾値）レベルを求める。つぎにレベルを5～10dB上げて明確に検査音を聞かせたのち，初めて応答が得られたレベルより10～20dBレベルを下げ，前述と同様な手順で確実な応答が得られる最小のレベルを求める。

　注―1）確実な応答は，検査音の呈示パターンと応答パターンが一致することを意味する。

　注―2）本測定方法では原則として上昇法を採用するが，他の適当な測定法を用いることも可能である。

（ロ）3回の試行で2回同一レベルで応答が得られたら，その値を聴力（閾値）レベルとする。3回とも異なった値が得られた時は，測定回数を増やして，過半数の回数以上一致するレベルを求め聴力（閾値）レベルとする。

（ハ）3回の測定値に15dB以上異なる値が得られた時は，検査結果の信頼性が疑わしいとみなし，説明を繰り返したのち再び3-3項予備測定から始める。

（ニ）次に周波数を変え前述（イ）～（ハ）と同様な測定法を繰り返す。

　注―この場合，直前の隣接した周波数の聴力（閾値）レベルより10～20dB低いレベルから測定を始めると能率的なことが多い。

(ホ) 2回目の1,000Hzの測定は，初回に得られたレベルの15dB下のレベルから聞かせ始める。初回の測定に比し，10dB以上の差がみられたときは，1,000Hzより上の周波数についても初回との差が5dB以下となる周波数まで検査を繰り返す。

1,000Hzを含め2回検査を繰り返した周波数については，小さい方の値を聴力（閾値）レベルとする。

(ヘ) 一側の検査が終了したら，同様な手順で反対側耳を測定する。

3-5. マスキングを必要とする場合の測定法

被検者の両耳の閾値反応が気導受話器の両耳間移行減衰量に近い聴力レベルの差で起こる場合，聴力の悪い方の耳では非検査耳のマスキングを行った測定法が必要になる。

注—正しくは検査耳の気導聴力（閾値）レベルと反対側の骨導聴力（閾値）レベルとの差が，気導受話器の両耳間移行減衰量に近い場合にマスキングが必要となるので，骨導聴力（閾値）レベル測定後に検討しなおす必要がある。

この場合マスキングの必要性は次の方法で判断することができる。

(イ) マスキングなしで測定された聴力（閾値）レベルより5dB強いレベルの検査音を聞かせながら，非検査耳に実効レベル（解1-3項参照）10dB以上でかつオーバー・マスキングにならないマスキング・ノイズを負荷する。

(ロ) ノイズを負荷しても検査音が聞こえるときは3-4項で得られた値を検査耳の聴力（閾値）レベルとし，マスキングを用いた測定を続行する必要はない。

(ハ) マスキング・ノイズの負荷によって検査音が聞こえなくなるときは，3-4項の閾値反応は陰影聴取によるものであるから，マスキングを用いた気導聴力（閾値）レベルの測定（次項以下）に進む。

注—1) オーバー・マスキングを起こさないために許容されるマスキング・ノイズ・レベルの最大値は両耳間移行減衰量に検査耳の骨導聴力（閾値）レベルを加えた値である。検査耳に感音難聴があれば，その分だけ許容ノイズ・レベルの最大値が大きくなる。正常または伝音難聴ではオーバー・マスキングを起こしやすいので，両耳間移行減衰量に等しい値でマスキングする。

注—2) マスキングを行って測定した閾値を検査耳の聴力（閾値）レベルと決定したとき，マスキング・ノイズの種類とマスキング・ノイズ・レベルをオージオグラムの欄外に周波数ごとに記入する。

(ニ) 実効マスキング・レベルが50dBのノイズを負荷して気導聴力（閾値）レベルを3-4項に従って測定する。

マスキングを行った耳の聴力（閾値）レベルが正常な場合はこの測定値が求める閾値である。

(ホ) 次に実効マスキング・レベルを65dBとして測定する。

その値と（ニ）の値との差が5dB以内のときは（ニ）の値を閾値とする。

（ニ）の値より10dB以上閾値上昇するときは，さらに15dBずつ増して閾値を測定し，閾値変化が見られなくなるまで繰り返す。

(ヘ) この方法で一定の値を得ることができないときは，プラトー法（4-8-1項参照）に従って測定する。

4. 骨導純音聴力（閾値）レベル測定法

4-1. 受話器の装着法
2-6項による。

4-2. 測定方法
(イ) 閾値検査において，測定法によって聴力（閾値）レベルが異なることが知られている。したがって気導聴力（閾値）レベルと骨導聴力（閾値）レベルの測定は，同一方式で行われるべきである。

(ロ) 片耳ごとの骨導聴力（閾値）レベルの測定のためには非検査耳をマスキングする必要がある。
　　注—検査耳を特定しないで骨導良聴耳の骨導聴力（閾値）レベルを測定する場合にはマスキングなしで測定可能である。

(ハ) 骨導検査を行う耳は外耳道を閉鎖してはならない。もし閉鎖したときはオージオグラムにその旨明記しなければならない。

4-3. 振動感覚と骨導による聴覚
骨導受話器を乳突部に装着したときには，平均的にみると，聴力レベル表示で250Hzでは40dB，500Hzでは60dB，1,000Hzでは70dBで振動感覚を生ずる。しかしその値には大きな個体差があるので，振動感覚を骨導による聴覚と誤認しないよう注意しなければならない。

両者を区別するには，乳突部装着時と前額正中部装着時における反応閾値の差が参考となる。
　　注—乳突部と前額正中部に装着したときの感度差を参考のため表示する（表8）。

4-4. 検査音の呈示時間と休止時間
3-1項による。

4-5. 検査耳の順序と検査周波数の順序
3-2項による。
　　注—125Hz，8,000Hzは通常検査しない。

4-6. 予備測定
骨導閾値検査は通常気導閾値検査終了後に行われるので，予備測定は行わない。

4-7. 本測定の手順
3-4項の気導聴力（閾値）レベル測定の手順による。

表8. 乳突部と前額正中部に骨導受話器を装着したときの基準等価閾値の力のレベルの感度差

周波数 Hz	（前額正中部での基準等価閾値の力のレベル）—（乳突部での基準等価閾値の力のレベル） dB
250	12.0
500	14.0
1,000	8.5
2,000	11.5
3,000	12.0
4,000	8.0

(ISO 389-3：1994より抜粋)

4-8. 骨導聴力（閾値）レベル測定時のマスキング法の手順

（イ）骨導受話器を骨導聴力レベルの0dBが校正されている圧抵部位（乳突部または前額正中部）に装着し，非検査耳にマスキング用受話器を装着する。まずマスキング・ノイズなしで骨導聴力（閾値）レベルを測定する（3-4項参照）。

　　注—この測定値は検査耳の応答で正しい聴力（閾値）レベルである場合と，非検査の陰影聴取による場合がある。たとえ検査耳が骨導良聴耳であっても，閉鎖効果によって陰影聴取となる場合もある。

（ロ）ついですでに測定されている両耳の気導聴力（閾値）レベルを参考にして適正なノイズ・レベルを設定し，気導聴力（閾値）レベル測定法（3-5項）に準じて測定する。
マスキング・ノイズのレベルが適正かどうか，測定された値が正しいかどうかは，症例ごとにマスキングに関する基礎事項（解説1参照）によって判断する。

　　注—1）一側ろうの良聴耳または両側がまったく同一骨導閾値であるような特別な場合を除いて，マスキングなしに一側ごとの骨導聴力（閾値）レベルを測定することは不可能であり，一般に骨導聴力（閾値）レベルの測定にはマスキングは不可欠である。

　　注—2）マスキングはいくつかの方法があるが，ここでは一例としてプラトー法について述べる。

4-8-1. プラトー法の手順

（イ）非検査側の骨導閾値に対するノイズの実効レベル（解1-3項参照）が10dBになるマスキング・ノイズを非検査耳に負荷しながら骨導聴力（閾値）レベルを測定する。この測定値が実質的にマスキング・ノイズなしの骨導聴力（閾値）レベルに等しければ，その測定値を検査耳の骨導聴力（閾値）レベルとする。

（ロ）マスキング・ノイズ・レベルを（イ）のレベルから5dBずつ増大しながら各マスキング・レベルで3-4項の測定を繰り返し，各マスキング・レベルごとに聴力（閾値）レベルを測定する。マスキング・ノイズ・レベルの増大により増加していた聴力（閾値）レベルが，増加しなくなるレベル（プラトー）が得られた時の測定値を聴力（閾値）レベルとする。

（ハ）オーバー・マスキングは気導閾値測定時よりも機会が多い。マスキング・ノイズ・レベルが検査周波数における気導のマスキング・ノイズの両耳間移行減衰量に，得られた骨導聴力（閾値）レベルの測定値を加算（符号注意）した値に達するとオーバー・マスキングを考えねばならない。

（ニ）この許容最大のマスキング・ノイズ・レベルによってマスキングされる検査側不明の骨導閾値レベルが測定可能な骨導聴力レベルの最大値になる。

　　注—1）上に述べたプラトー法は検査者の考慮すべき項目は少なくてすむが，その代わり被検者の負担は増大する。

　　注—2）プラトー法以外の方法については解説2, 解説3を参照のこと。

5. オージオグラムの記載法
5-1. オージオグラムの形式

横軸に周波数を対数目盛りでとり，縦軸に聴力（閾値）レベルをdB目盛りで表示する。1オクターブの間隔と聴力（閾値）レベル20dBの間隔を等しくする。

5-2. 検査成績の記入法

検査成績をオージオグラムに記入する場合は表9に示す記号を用いる。気導聴力（閾値）レベルは直線で結び（右耳を実線，左耳を破線と分けてもよい），骨導聴力（閾値）レベルは原則として線で結ばない。

オージオメータの最大出力で検査音を聴取できないときは，使用オージオメータの最大出力レベルの値にそれぞれの記号を記入し，矢印を斜め下方に入れて，隣の周波数とは線で結ばない。

黒以外の色で記号を記入するときは右耳は赤，左耳は青を用いる。

6. オージオメータの保守，点検，整備

オージオメータは常に正規の状態で作動するよう整備する必要がある。これを確実に行うためには定期的に点検および基本的校正を行う必要がある。

6-1. 点検手続

6-2項に従った主観的点検を検査開始前に実施する。6-3項に従った主観的校正点検は少なくとも週1回，できれば毎日行う。6-4項による客観的校正点検は1年に1回以上行う。

6-2. 主観的点検

6-2-1. 外観的点検

オージオメータおよびその付属品に関し，下記の点について点検，整備する。

（イ）受話器のクッションの状態，プラグの錆，接触不良，コードのねじれなど
（ロ）応答用シグナル装置の作動状態
（ハ）ヘッド・バンドの破損，ゆるみなど

6-2-2. 聴取点検

電源スイッチを入れて，電源電圧が正常に保たれていることを確認し，製造者によって指定された時間を通過したのち，正常聴力（閾値）レベルを有する熟練した検者により下記の点を聴取点検する。
（イ）すべての周波数について，少なくとも3つの出力段階で，検査音にひずみがないこと，減衰器・周波数切り換え器・出力断続器を操作した時に，過渡音その他好ましくない音が聞こえないことを確認する。

表9. オージオグラムに記入する記号

検査音呈示法	記号	
	左耳	右耳
気導	×	○
骨導（マスキングしての）乳突部	]	[
前額正中部		[

注-1）]または[の印を周波数の線に接して記入する。
注-2）[：マスキングなしで測られた骨導良聴耳の（左右不明）の骨導聴力（閾値）レベル。

（ロ）以上の点検は気導音，骨導音について行う。

6-3. 主観的校正点検

各検査周波数について聴力（閾値）レベル25dB以下の，既知の最小可聴閾値を有する人のオージオグラムを作成し，既知オージオグラムと比較する。10dBを越える差が認められるときは，そのオージオメータの使用を中止し，客観的校正点検あるいは基本的校正を行う。

　　注—熟練した検者であれば自分の検査成績を利用しても良い。

6-4. 客観的校正点検

各検査音の周波数，または検査音の出力を測定し正確か否か点検する。

6-5. 基本的校正

検査音の周波数，気導検査音の出力音圧，骨導検査音の出力レベル，マスキング・ノイズの出力音圧，減衰器の減衰度などの正確さ，高調波ひずみを点検する。またオージオメータの検査音出力断続器のduty cycle，および上昇／下降時間，断続周波数，オージオメータおよびその附属品の電気的性能，機械的機構を点検し，必要に応じてJIS T 1201-1:2000に合致するよう修正する。

　（この「聴覚検査法（1990）」は日本聴覚学会会誌 Audiology Japan 33，793-806，1990より転載したものである。これには解説，用語解説，文献が付記されているが，本編では割愛した。必要な際は上記記載誌をご参照下さい。）

---

d　聴力障害の型

オージオグラムに表われた聴力型には種々の型があり，ある場合には難聴における障害部位や原因の診断の参考になる。

　(1) 正常型，(2) 水平型，(3) 低音障害型，(4) 高音障害漸傾型，(5) 高音障害急墜型，(6) ディップ型，(7) 谷型，(8) 山型，(9) 混合型，(10) ろう型などに分類される（図64）。

　(2) (3) は伝音障害に多い。(4) (5) は感音障害に多い。(6) はある周波数に限局して聴力障害の出現するもので，4,000Hzに認められる事が多く，音響外傷によくみられる。全難聴耳をみると高音障害漸傾型が約40％を占める。伝音難聴ではディップ型，ろう型はない。

e　閾値上検査法（補充現象の検査）

難聴の質的検査で，主に感音難聴の病巣部位診断に用いられる。この検査でもっとも重要なものはレクルイートメント現象（補充現象）を検出することである。この現象は内耳性難聴に特有な現象であって，閾値より強い音を聞いた場合，正常耳に比しその大きさの感覚は相対的により大きく聞こえる現象，換言すれば小さな音から大きな音までの感覚の幅の接近をいう。

1) バランステスト（ABLBテスト，alternate binaural loudness balance test，Fowlerによる）

一側耳の難聴に利用される。2チャンネルのオージオメータか，2台のオージオメータを用意する。馴れれば1台のオージオメータで受話器を左右交互に移動してもよい。まず健側耳に閾値に近い音を与え，ついで患側耳で同じ大きさの音として感ずる音の強さを定める。次に10～20dBずつ強い音を与え同様の方法をくり返す。あるいは80～90dBの音を患耳に聞かせ，これと同じ大きさに感ずる良

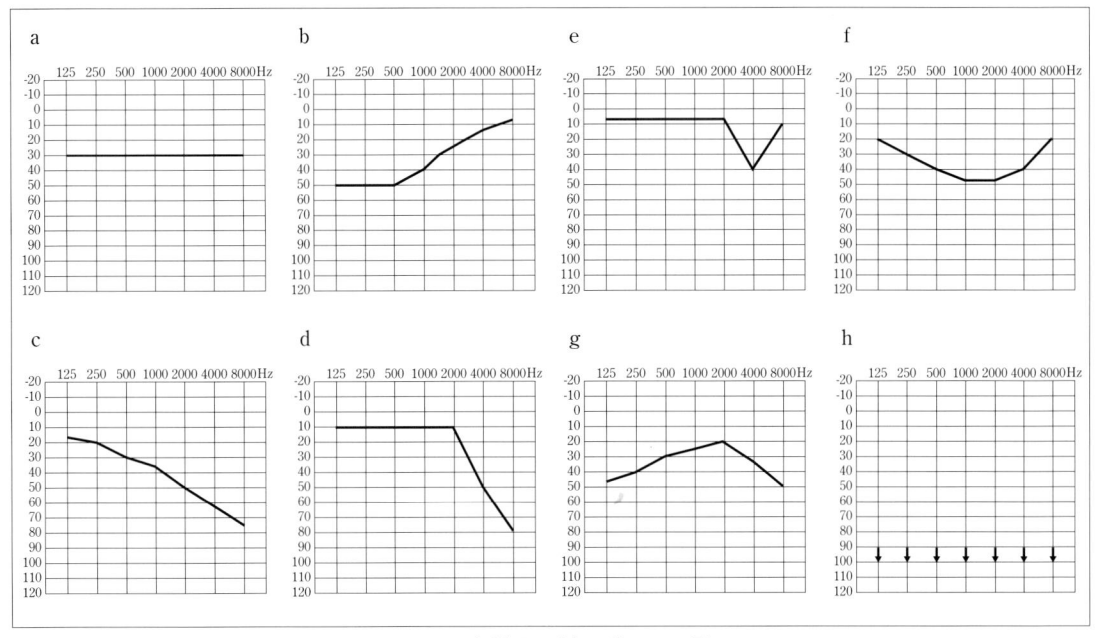

図64. 各種オージオグラムの型
a. 水平型, b. 低音障害型, c. 高音障害漸傾型, d. 高音障害急墜型, e. ディップ型, f. 谷型, g. 山型, h. ろう型

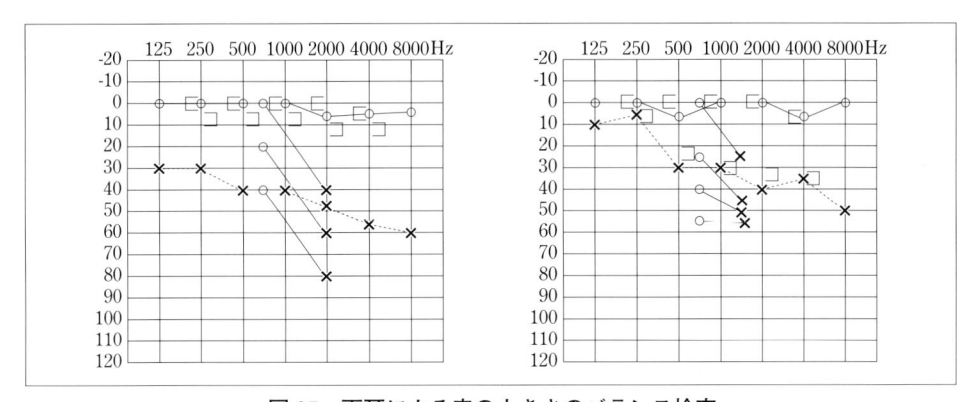

図65. 両耳による音の大きさのバランス検査
左図補充現象陰性例, 右図補充現象陽性例

聴耳のレベルを調べ, ついで10dB程度ずつ弱くしながら閾値付近のレベルまで調べる。各側に聞かせる呈示音の持続時間は約1秒とし, 一側から他側にきりかえる時間はできるだけ短くする。左右耳で音の大きさが同一となった時の音の強さを結んだ線が平行であると補充現象陰性であり, 陽性では強い音の部位で水平に近くなる(図65)。

2) DL検査 (difference limen test, 音の強さの弁別閾値)
ある閾値以上の音の強さを周期的にわずかに変化させ, その強弱差を弁別できる閾値を求める。内耳障害ではその弁別閾値は0.6dB以下と小さい。この方法は数量化するのに難点があるため, 現在は次述のSISI検査がこれにとって代えられている。

3）SISI 検査（short increment sensitivity index test）

閾値上ある一定レベルの音を持続的に聞かせながら，5秒おきに短時間（200～250msec）その音を20回強め，その中の何％を検知し得るかを検査する（図66）。これは1959年Jergerにより考案された。音の強さの変化に対する音の大きさの変化の割合が多くなっていれば検知率がよくなる。検査周波数は1,000Hzと4,000Hzなど2周波位選んで行う。一般には閾値上10あるいは20dBの音で，1dBの増音を20回行い検知率が60％以上の時SISI検査陽性，補充現象陽性と考える。

実際には増音を被検者が認識したらボタンを押させ，与えた増音の総数に対する答えた数を百分率で表す。これは補充現象陽性の場合，閾値上の音の感覚されかたがわずかの強さの差でも比較的大きな音に感ずることを利用した検査である。

f　負荷聴力検査法

主として伝音機能検査に用いられ，次の方法がある。

1）耳栓骨導検査（恩地法）

1,500Hz以下の低音部骨導聴力は正常耳であればその外耳道を閉鎖すると増強される（外耳道閉鎖効果）。伝音器官に障害があるとこの現象は起こらない。通常250Hzと800Hzの耳栓骨導差を測定し，図67のごとく記載する。

恩地式有孔耳栓を用いた場合の判定基準は

(1) 250Hz，800Hzの2音とも耳栓骨導差が15dB以上のとき伝音障害はない（恩地法陽性）。
(2) 2音とも耳栓骨導差0dBのときは30dB以上の伝音難聴があると判定される（恩地法陰性）。
(3) 1音のみ0dB，あるいは2音とも5dB位のときは軽度の伝音障害があると判定される（恩地法疑陽性）。

オージオメータに800Hzの検査音のない場合は1,000Hzで検査を行い，耳栓骨導差10dB以上のときは陽性と判定する。

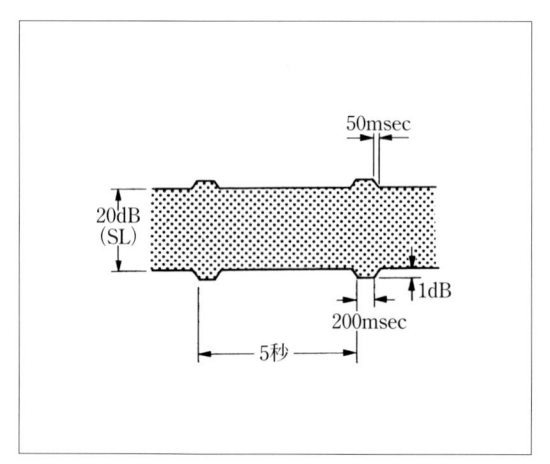

図66．SISIテスト刺激音

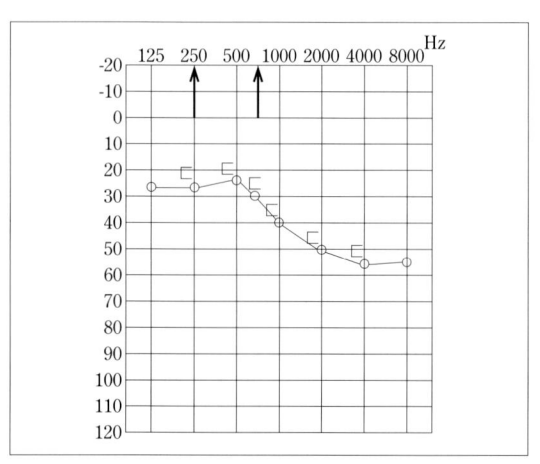

図67．耳栓骨導検査の記載例
陽性例（感音難聴）

同じ原理で耳栓あるいは耳介を前方におりまげて外耳道を閉鎖し，その上に骨導受話器を圧定して閾値を測定し，通常の乳突部で測定した骨導閾値との差をとる耳栓上や耳介上骨導検査も有用である。この場合の正常値は 50 ～ 60dB である。

2) シャールゾンデ（Schallsonde）検査

骨導レシーバー振動子の先端に細い振動ゾンデを接合し，これを耳小骨にあてる。耳小骨連鎖が健全でアブミ骨が可動であれば音は増大する。この検査は慢性中耳炎などで鼓膜穿孔の例に主に使用され，耳小骨連鎖の状態を知る。特に次の鼓膜穿孔閉鎖検査とともに鼓室成形術の術前検査として有用である。

3) 鼓膜穿孔閉鎖検査（patch test）

鼓膜穿孔を湿綿球，紙，ゴム膜，ビニール膜などで閉鎖して骨導聴力を測定し，聴力の改善を見る場合，伝音系の障害が少ないと判定する（図68）。

g　自記オージオメトリー

Bèkésy（1947）の考案した自記オージオメータ（Bèkésy型オージオメータともよばれる）を使用する。この器械は周波数が自動的に変化していくとともに音の強さも自動的に変化する。被検者には音が聞こえている間は応答用スイッチをおさせ，聞こえない間ははなすように指示しておく。応答用スイッチがおされている間，そのスイッチがモーターを駆動して減衰器を動かし，音が弱くなるように，逆にスイッチが動かされない時はモーターが逆回転して音が強くなるよう器械が調整されており，この変化がペン書きで自動記録されるようになっている（図69A，B）。この記録は鋸歯状のジグザグ軌跡として画かれ，その振幅は下降法による閾値と上昇法による閾値との間の幅を示すものであり，種々の条件によって変化するが，補充現象陽性の時は振幅は小さくなる。正常耳の振幅は 4 ～ 8dB と考えられている。

Jergerは検査音として持続音とともに断続音（2～4Hzくらいで）を用いた閾値曲線を記録し，後

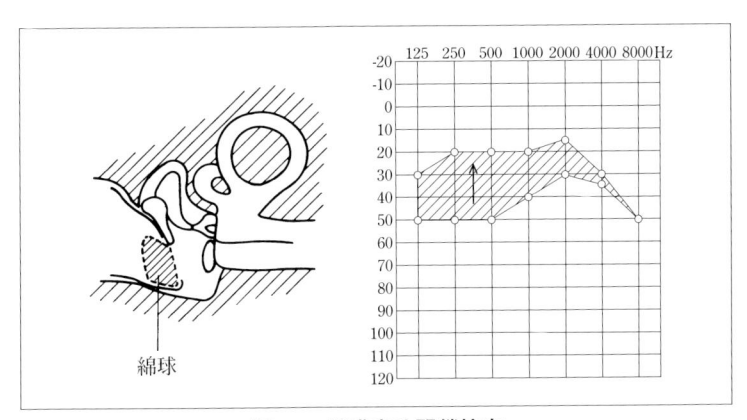

図68. 鼓膜穿孔閉鎖検査
慢性中耳炎鼓膜穿孔例で穿孔閉鎖後，気導聴力の上昇を示す。

述の種々の型に分類し，病巣部位診断に応用している。正常耳では断続音による閾値レベルは持続音による閾値レベルよりやや低い。振幅は断続音による記録の方が少し大きい。

(1) TTS検査（temporary threshold shift test，一過性閾値変動検査）
　Békésy型自記オージオメータで周波数を固定して最小可聴閾値を連続的に記録し，その変動を観察する検査である。
　純音を一定の強さで長時間聞くと，音の初めは大きく感じ，それが次第に小さく感ずるようになる。（聴覚の順応，あるいは疲労現象）。感音難聴のあるものではこの現象が異常に高度であったり，回復の遅い場合がある。
　強大音を加えた場合のTTSをnoise induced temporary threshold shift（NITTS）といわれる。

(2) Jergerの難聴型分類
　Jerger（1960）は刺激音を断続するとTTSのみられなくなることを見出し，連続音と断続音による記録を行った場合の聴力型について次の5つの型に分類している（図70）。
　Ⅰ型：連続音と断続音記録がほとんど一致しており，振幅にも縮小を認めないもの。正常または伝音難聴耳にみられる。
　Ⅱ型：持続音記録で振幅が縮小し，断続音記録との間に約5〜10dBのレベル差のあるもの。内耳性難聴耳にみられる。
　Ⅲ型：持続音記録でTTSのみられるもの。後迷路性難聴耳にみられる。
　Ⅳ型：持続音記録に振幅の縮小がなく，断続音記録との間に約15dB以上のレベル差のあるもの。後迷路性難聴耳にみられる。
　Ⅴ型：振幅に変化なく，持続音記録が断続音記録より閾値の低いもの。心因性難聴にみられる。

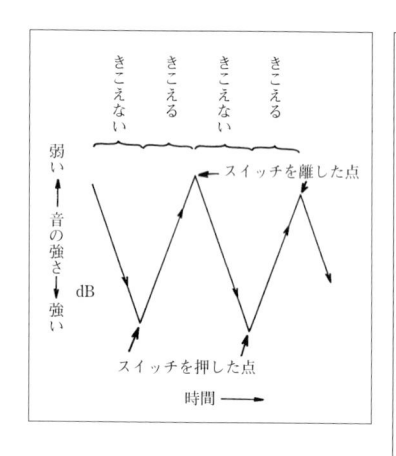

図69A．自記オージオグラムの描記線[1)]

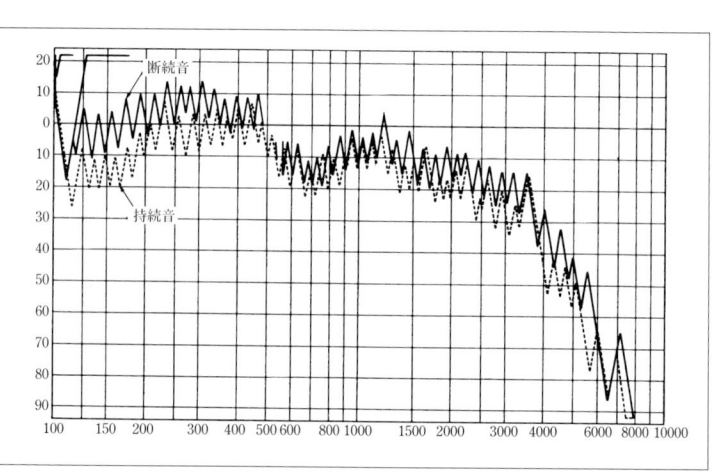

図69B．連続周波数自記オージオグラムの1例
　内耳性難聴例，縦軸は音の強さ，横軸は周波数。

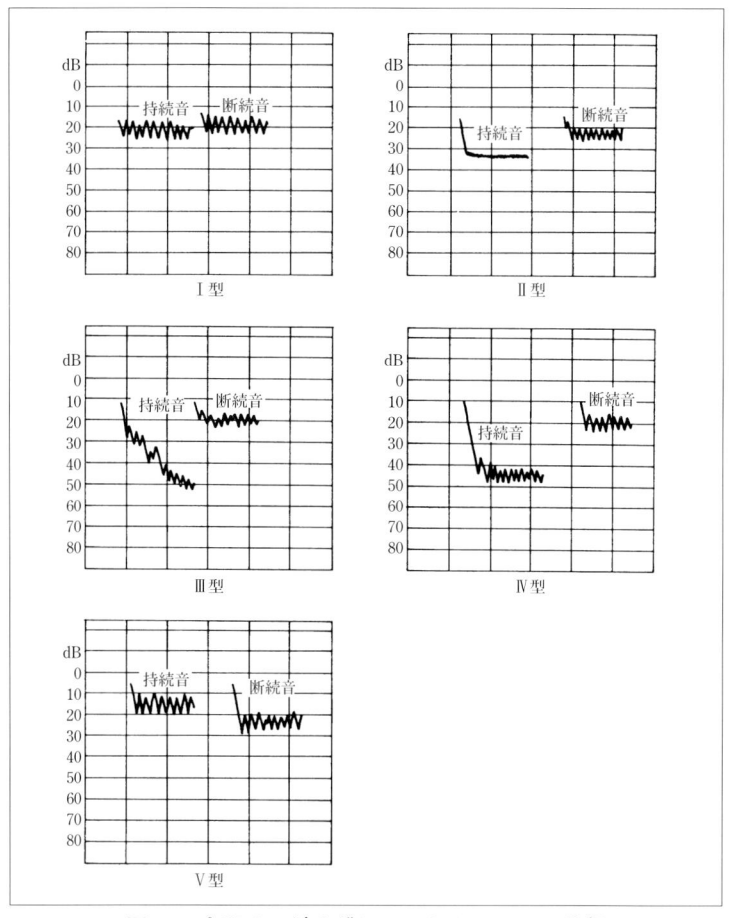

図70. 自記オージオグラムによる Jerger の分類

III. 語音聴力検査

　純音による聴力検査は聴覚機能の一面のみを示すにすぎない。言葉や音楽を聞くためには個々の周波数を分析し，その強さを区別するばかりでなく，時間経過における個々の周波数の構成成分の総合的変動を受けとる必要がある。聴覚の総合的能力についての評価をするため語音による検査が行われる。

a　語音明瞭度検査（speech discrimination or articulation test 語音弁別能検査）
　検査用語として無意単音節（表10）を使用し，10～20dB 段階で聞かせ，患者にこれを書きとらせて正答率をグラフに記入し，曲線を作る。検査用語音としては本邦では単音節，「ア」，「ジ」などの無意味1音節語が用いられている。日本語は英米語と異なり，単音節でも一般に子音＋母音よりなり，これは日本語特有の"かな文字"に直接対応する。これが1音節語表が広く用いられるようになった理由と考えられるが，その他知的レベルや方言の影響を受けにくいこと，採点が容易であることにもよる。

表10A. 57語表

数字語音表［語音聴取閾値測定用］

A　4 2 7 3 5 7
　　5 3 2 6 2 3
　　7 4 6 7 3 6
　　2 6 5 4 7 5
　　6 7 3 5 4 4
　　3 5 4 2 6 2

B　7 5 3 7 2 4
　　3 2 6 2 3 5
　　6 3 7 6 4 7
　　5 7 4 5 6 2
　　4 4 5 3 7 6
　　2 6 2 4 5 3

ことばの語音表［語音弁別検査用］

1表　ガデワコクニテトカナ
　　　マノオタシイスキサウ
　　　ラモルアツリダヨチハ
　　　ミムフヒメジバロセケ
　　　ドネヤソエレゴホユズ

2表　ゴヒツワラクトジカエ
　　　オフコニキスネケサタ
　　　ルダマテシモユミノリ
　　　ホソセハガヤメドチム
　　　ナデアバウヨズロレイ

3表　イスレゴシキエホタサ
　　　ソユオウヤズノラネマ
　　　モドナルケカアセトツ
　　　ロテリバニダジクヨメ
　　　コチヒワハフデガミム

4表　ナカトデニクコワデガ
　　　ウサキスイシタオノマ
　　　ハチヨダリツアルモラ
　　　ケセロバジメヒフムミ
　　　ズユホゴレエソヤネド

5表　タノレルユスキマリヨ
　　　アケミクドロカオゴハ
　　　ヒラナニテセガウダイ
　　　バジエソホデワフシム
　　　ツコチズネモトサメヤ

6表　ズユホゴレエソヤネド
　　　ケセロバジメヒフムミ
　　　ハチヨダリツアルモラ
　　　ウサキスイシタオノマ
　　　ナカトテニクコワデガ

7表　ホワロドタカレネフミ
　　　メソテチヨコバヤナジ
　　　シウマトノムユリルニ
　　　モクラダケスオズセエ
　　　ゴハサガアツタイデキ

8表　ニマワトヨラリウツシ
　　　ケゴロホクガバユスオ
　　　ジドコキアエメテレモ
　　　チカノナタヤミソイセ
　　　フムズネダルサヒハデ

　検査用語音としては，日本聴覚医学会（旧日本オージオロジー学会）制定の57語表，67語表，57-S語表，67-S語表がある。57語表は会話に出てくる頻度の高い50語音を選んであり，67語表は検査の簡易化の目的で語音数を少なくし20語にしたものである。57語表は8表，67語表は16表からなり，各表の語音はすべて同じであるが表ごとに順序不同に入れかえてある（表10）。

　実際の検査は一般には最初次述の語音聴取閾値あるいは純音気導聴力検査による500，1,000，2,000Hzの閾値の平均値より40dB強いレベルで行い，一つの表が終るまで聴取させる。一つの表が終ればいろいろのレベルで一表ずつ検査を行い，一つの表ごとに正しく答えた率を求める。この正答率がその語音検査のレベルにおける語音弁別スコア（Speech discrimination score, Speech recognition score，（新ISO））と呼んでいる。

表10B. 67語表

数字語音表［語音聴取閾値測定用］

```
A   2 3 4 6 7 5         B   2 4 5 6 3 7
    4 2 7 3 5 7             6 4 7 3 2 5
    5 3 2 6 2 3             2 5 4 2 6 3
    7 4 6 7 3 6             4 3 5 6 4 7
    2 6 5 4 7 5             5 7 6 4 3 2
    6 7 3 5 4 4             3 6 2 7 5 4
    3 5 4 2 6 2             7 2 3 5 7 6
```

ことばの語音表［語音弁別検査用］

A1表　アキシタニヨジウクス
　　　ネハリバオテモワトガ

B1表　オスニガタクバトシウ
　　　リワキジハモアヨネテ

A2表　キタヨウスハバテワガ
　　　アシニジクネリオモト

B2表　スガクトウワジモヨテ
　　　ニオタバシリキハアネ

A3表　ニアタキシスヨクジウ
　　　オネバハリガテトワモ

B3表　シウリモキジハワタク
　　　バトアヨネテニスオガ

A4表　テネヨアキジハモシウ
　　　リワタクバトニスオガ

B4表　キウバガアシクオヨモ
　　　タスネハワニテジリト

A5表　ネアテヨハキモジリシ
　　　ワウバタトクオニガス

B5表　ハシトスヨリタガテジ
　　　バニアモウオネキワク

A6表　ニクリモテアジハトガ
　　　ワネウオバスヨシタキ

B6表　テガバキモトオタリハ
　　　ウシクジネヨニアワス

A7表　ワバスタニトリジアキ
　　　モネウシヨガハオテク

B7表　ニキヨクタアシテスジ
　　　ウオバリネハワトモガ

A8表　テキワタガアモシトニ
　　　ヨハウバスネジリクオ

B8表　ガニスオタトバクワシ
　　　ウリキモハジテアヨネ

単語・短文の語音表［了解度測定用語表］

単　語　　からす　りんご　ひこーき　めがね　ポスト　さかな　じどうしゃ　うさぎ　えんぴつ　とけい
　　　　　はさみ　つくえ　ねずみ　バナナ　ぼうし　ライオン　ピアノ　でんわ　すずめ　テレビ

短　文　　ここで上着を脱ぎなさい。　　　　　　家にお金を忘れた。
　　　　　紙に糊をつけましょう。　　　　　　　青いズボンを買った。
　　　　　指をなめてごらん。　　　　　　　　　石をたくさんかぞえた。
　　　　　それを貸してちょうだい。　　　　　　卵を一つ生んだ。
　　　　　これは誰の傘ですか。　　　　　　　　お弁当を持って行く。

質問文　　雪は白いですか，黒いですか。　　　　　トンボは虫ですか，鳥ですか。
　　　　　ぶどうはお菓子ですか，果物ですか。　　春の次の季節はなんですか。
　　　　　水とお湯とではどちらが冷たいですか。　ひまわりは夏咲きますか，冬咲きますか。
　　　　　塩は甘いですか，しょっぱいですか。　　止まれの信号は何色ですか。
　　　　　4ひく3はいくつですか。　　　　　　　　あなたは男ですか，女ですか。
　　　　　土曜日の次は何曜日ですか。　　　　　　オーバーは夏に着ますか，冬に着ますか。
　　　　　昼は明るいですか，暗いですか。　　　　東の反対は何ですか。
　　　　　桜の咲くのは春ですか，秋ですか。　　　100円と50円ではどちらが高いですか。
　　　　　扇風機は夏つかいますか，冬つかいますか。　お姉さんは男ですか，女ですか。
　　　　　電報と手紙とどちらが早いですか。　　　5月5日は何の日ですか。

表10C. 57-S 語表

数字語音表［語音聴取閾値測定用］

5 2 4 3 7 6
7 4 6 5 2 3
2 7 3 6 5 4
3 5 2 4 6 7
6 3 7 2 4 5
4 6 5 7 3 2

ことばの語音表［語音弁別検査用］

1表　ジラホオワエアニトテ
　　　バリカコケルロツヒミ
　　　メドシネクイウスユレ
　　　ソキズセヨガムナタサ
　　　ゴノヤモダフハマデチ

2表　ラヤハサエアカムクチ
　　　ルワオシバジテトダユ
　　　ケメイガゴツソミレヲ
　　　ロヒマスヨドネモセズ
　　　タナキフコリニホノデ

3表　ソワフヤイヒクゴヨア
　　　ガマツエノケミチサタ
　　　ニナリキモトルコダユ
　　　ドレジハバラズデムネ
　　　シメカホスセテウロオ

4表　バネマデホワムノニハ
　　　ミウアクコヤフタジオ
　　　ソモキナケダシガレチ
　　　ズユリトカルドヨセテ
　　　メエヒゴスライロツサ

5表　ミヒダヤエソドニバコ
　　　ユモツズワクルスフメ
　　　レナハオトリケセシイ
　　　ヨハアマロタサガキカ
　　　ムチデウテジゴラノネ

表10D. 67-S 語表

数字語音表［語音聴取閾値測定用］

5 2 4 3 7 6
7 4 6 5 2 3
2 7 3 6 5 4
3 5 2 4 6 7
6 3 7 2 4 5
4 6 5 7 3 2

ことばの語音表［語音弁別検査用］

1表　アキシタニヨジウクス
　　　ネハリバオテモワトガ

2表　キタヨウスハバテワガ
　　　アシニジクネリオモト

3表　ニアタキシスヨクジウ
　　　オネバハリガテトワモ

4表　テネヨアキジハモシウ
　　　リワタクバトニスオガ

5表　ネアテヨハキモジリシ
　　　ワウバタトクオニガス

6表　ニクリモテアジハトガ
　　　ワネウオバスヨシタキ

7表　ワバスタニトリジアキ
　　　モネウショガハオテク

8表　テキワタガアモシトニ
　　　ヨハウバスネジリクオ

［註］57-S 語表（50音節）ならびに
　　　67-S 語表（20音節）に用いら
　　　れている単音節（67-Sは下線
　　　太字の音節）

ア	イ	ウ	エ	オ
ア		**ウ**		**オ**
カ	**キ**	ク	ケ	コ
サ	**シ**	ス	セ	ソ
タ	チ	ツ	**テ**	**ト**
ナ	**ニ**		**ネ**	ノ
ハ	ヒ	フ	メ	**モ**
マ	ミ	ム		**ヨ**
ヤ		ユ	レ	ロ
ラ	**リ**			**ゴ**
ワ				ド
ガ	ジ	ズ	デ	
ダ				
バ				

スピーチオージオグラムには右耳は○記号，左耳は×記号で記入し，語音弁別検査ではそれぞれの測定値を実線で結ぶ。次述の語音聴取閾値検査では測定値を波線で結ぶ。一般に横軸に音の強さ（dB）を，縦軸に正しく答えた率（％）を記載する。もっとも高い正答率，最高明瞭度（maximum discrimination score, maximum speech recognition score（新 ISO））を語音弁別能とする。100％から最高明瞭度の値を引いた値が語音弁別損失といわれる（図71，72）。

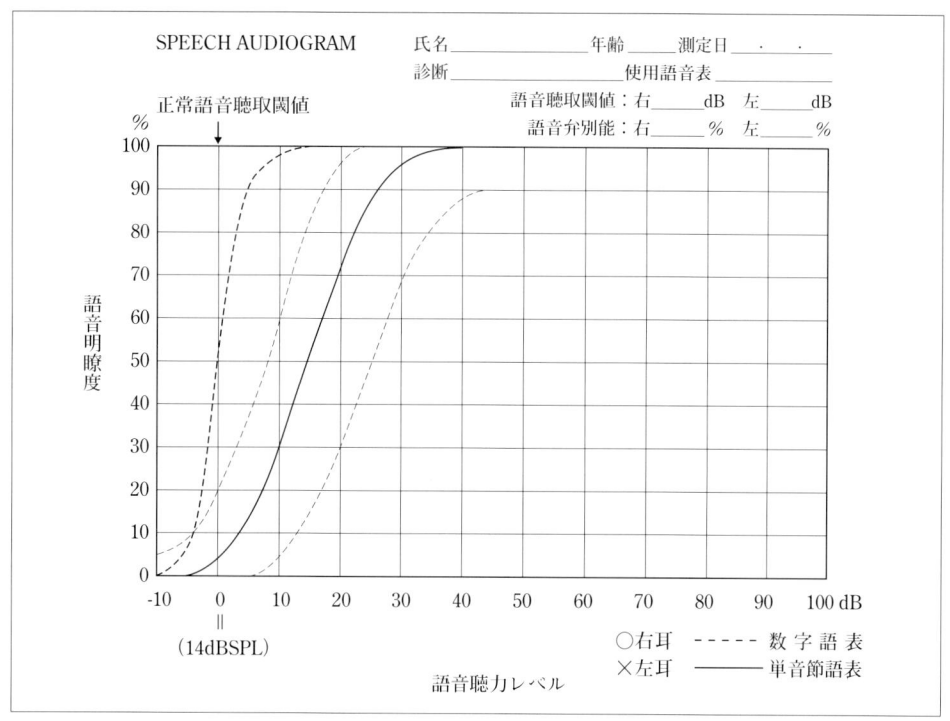

図71．スピーチオージオグラム
太い破線と太い実線の曲線は検査に用いる数字リストと単音節リストによる明瞭度曲線の正常値（基準語音認知曲線 reference speech recognition curve）を示している。また太い実線の両側の細い破線は，単音節による明瞭度曲線のおおよその正常範囲を示している。

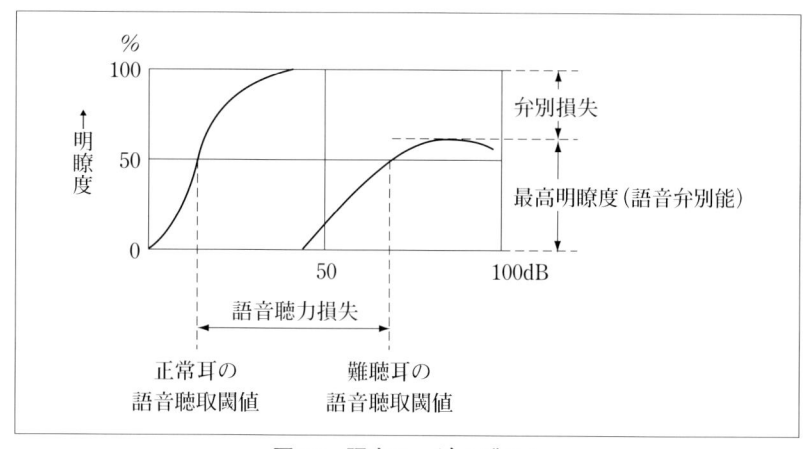

図72．語音オージオグラム

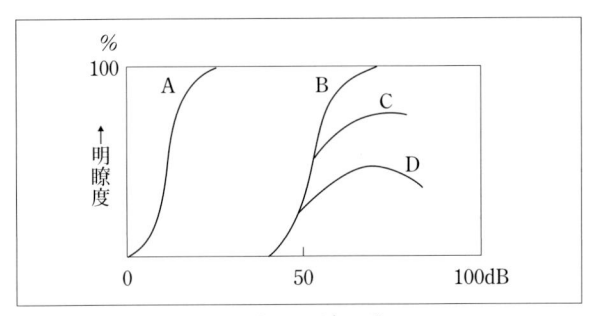

図73. 語音オージオグラム
A. 正常者，B・C. 伝音難聴，D. 感音難聴

　伝音難聴では弁別損失がないか，あってもごくわずかである．内耳障害では軽度の時は弁別損失はないが，聴力損失が大きくなるにつれて弁別損失が出現し増大する．後迷路性難聴では聴力損失値にかかわらず弁別損失はかなり大きくなる（図73）．

b　語音聴取閾値検査（speech reception threshold test, SRT）

　純音による測定と同様の目的を持った検査である．語音の強さを次第に弱くしていくと次第に聞こえなくなり，ついでまったく聞こえなくなる．その測定を何度も行い，ある音の強さで聞かせた語音（1桁数字リスト）の50％を正答できる最小のレベル（dB）を語音聴取閾値（SRT, speech reception threshold, speech recognition threshold（新ISO））という．

　使用する検査用語表はできるだけ了解しやすい有意語の単語が用いられ，日本聴覚医学会では特定の一桁数字，2，3，4，5，6，7の6語を採用している．57式語表，67式語表，57-S語表，67-S語表がある（表10）．どちらも語音聴取閾値検査用語表と語音弁別検査用語表が一定のレベルで録音されている．

　閾値検査用語表は1組6個ずつよりなり6組ある．まず各組の第1列目の語音を純音オージオメトリーの成績より，500，1,000，2,000Hzの平均聴力損失のレベルより約20dB強いレベルで聞かせ，第2列目以下の語音は一語につき5〜10dBずつ音の強さを弱めていく（下降法）．この方法を各行ごとに繰り返す．被検者にはきこえた通りの数字を検査用紙に記入させるか，口答させて検者が記入する．各列の数字で正しく記録されている率（正答率）を語音オージオグラムに記入し，各点を結んで得られた曲線が50％横軸と交叉する検査音のレベルが語音聴取閾値（SRT）である．なお，検査語音の聴力レベルと対側耳の骨導閾値との差が40dB以上ある場合には陰影聴取の可能性が考えられるのでマスキングが必要となる．

　語音聴力検査のマスキングを行うには，広帯域雑音のスピーチノイズ（語音を能率よくマスキングするために作られた雑音で，低音域から1,000Hzまでは平坦で，1,000Hz以上は1オクターブごとに−12dBのスペクトルを持っている）を用いる．新JISによるオージオメータでは組み込まれたスピーチノイズは実効マスキングレベルで出力されるように較正されている．語音に対する実効マスキングレベルとは聴力正常耳にその雑音を聴取させた場合に，その雑音の存在下での語音聴取閾値がその雑音のレベル値に等しくなるように調整された雑音のレベルである．たとえば聴力正常耳では，実効マスキングレベル50dBのマスキング雑音下での語音聴取閾値レベルは50dBHLとなる．

付：わが国の標準語表[5)]

わが国の語音聴力検査用の標準語表は，日本聴覚医学会（旧名日本オージオロジー学会）によって57語表，67語表，57-S語表，67-S語表の4種類（表10）が録音テープおよびCDとして作製頒布されている（CDは57-S語表と67-S語表のみ）。

a．57語表テープ

1957年に日本オージオロジー学会によって制定された語表で，語音聴取閾値検査用の「1桁数字リスト」と語音弁別検査用の「単音節リスト」からなっている。「1桁数字リスト」は6行，6列からなり，/2，3，4，5，6，7/の6種類の1桁数字が各列ごとに必ず含まれている。「単音節リスト」は日常会話における頻出率が比較的高いものから選んだ50個の直音の単音節からなっている（表10A）。検査語音は3秒間隔で録音されている。

b．67語表テープ

同じく1967年に制定された語表で，「1桁数字リスト」の内容は57語表と同じであるが，最初に被検者に聴取させる語音のレベルを決定するための1行が追加されて合計7行からなっている。「単音節リスト」は検査時間の短縮を目的として作製されているため，57語表の中から選択された20個の単音節からなっており，3秒間隔で録音されている。

その他に，了解度検査用として，絵カードにもできる有意単語リスト（20種），短文（10種），質問文（20種）が録音されている（表10B）。

c．57-S語表テープ

57語表テープの性能が劣化したため，1984年に現存の57語表テープの中から良質の検査語音をそれぞれ1音節ずつ選択して，これをデジタル録音方式を用いて再編集したものである。57語表と異なり，どのリストの語音も同一音声が同一レベルで編集されており，数字リスト，単音節リストの内容は57語表と同じであるが，語音の配列は変わっている（表10C）。

d．67-S語表テープ

57-S語表テープと同様の方法で57語表テープから数字および単音節語音を選択して再編集したものである。単音節の配列は67語表のA表と同じであるが，数字語音の配列は57-S語表と同じになっている（表10D）。

c　歪語音明瞭度検査

純音聴力検査閾値が比較的良いにもかかわらず語音弁別能力が悪いのは後迷路性難聴の特徴であるが，障害の程度が軽度であると通常の語音聴力検査で異常を検出し難い。この場合語音を構成する各種成分音の一部を減じ，少し歪みを与えた語音を用いて明瞭度を測定する。人工的に加える歪みの種類には周波数成分を一部カットした周波数歪，断続する切断歪，ことばの速さを増す時間歪（加速語音検査）などがある。これらの語音はあらかじめ磁気テープに録音され語音聴力検査に準じた方法により行う。

歪語音明瞭度は後迷路性難聴でいちじるしく低下する。

d 両耳聴検査

片耳よりも両耳を使用すると音の方向覚がより良くわかったり，音を大きく感ずるという現象がある。(両耳聴)。蝸牛神経は上オリーブ核あるいはそれより中枢側で両耳間の関連が生ずるが(図27)，これにより両耳聴が生ずるものと考えられ，この検査によって後迷路の障害を検出することができる。

1) 方向感検査

両耳から音を聞かせてその音源の方向を示させる検査である。ヒトの両耳間に入る音のずれを認知する能力は0.06msec以内であり，脳幹交叉部以上の場所の障害でこの閾値は拡大する。

2) 両耳合成能検査

両耳に異質の刺激を与え，それは一つの音像として融合せず別々に両耳から聞こえるが，その結果によって一つの語音像を作り出すように組み合わされている語音をそれぞれ右耳と左耳に同時に入れる。使用される語音はあらかじめ周波数に応じて分解したものや(周波数ひずみ語音)，音節を時間軸に沿って2組に分解したもの(時間ひずみ語音)などである。

この機能は聴覚伝導路脳幹交叉以上の部分の障害で異常を示す。

3) 両耳分離能検査

両耳に同時に異なる音を聞かせて，それぞれを理解し得るか否かを検査する。たとえば右耳に1(イチ)，左耳に3(サン)とまったく同時に聞かせて，それぞれ与えた側に1，3という答えを要求する。

後迷路の障害では，おのおのの単語を単独に与えたときには正確に答えられるが，同時に与えると一方の単語の正答はできず，しかもその側は一定していると後迷路の障害のうち障害側も診断できる。

IV. 幼児聴力検査

成人を対象とした自覚的聴力検査は前述のように種々あり，難聴の病巣診断の大部分は可能となっている。判断や答申能力のまだ完成していない乳幼児には自覚的聴力検査は不可能であるので，次述のごとき特殊な検査法が行われる。これによっても正確な病巣診断を行うまでに至らないまでも，次項の他覚的聴力検査とともに，聴力測定不能の年齢はなくなった。

蝸牛内諸組織はヒトでは胎生6ヵ月で完成される。よって胎生晩期以後は音に対する反応は存在する。ただし出生時にみられる反応はその後成長したものとは異なる。通常60dB以上の大きな音でないと反応しないとともにその反射は皮質下で統合された無条件反射である[6]～[8] (図74)。

乳幼児が言葉をおぼえるのは主に聴覚によるものであり，この時期(1～2歳)での難聴の発見は特に重要である。

乳幼児を対象とした聴力検査法は次述するが，そのおおよその対象年齢は図75のごとくである。

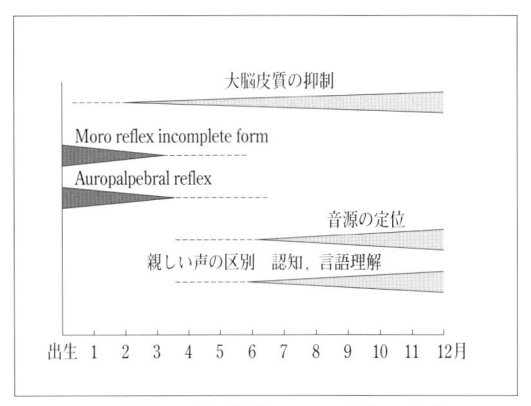

図74（左）．神経学的にみた聴覚の変容[37] 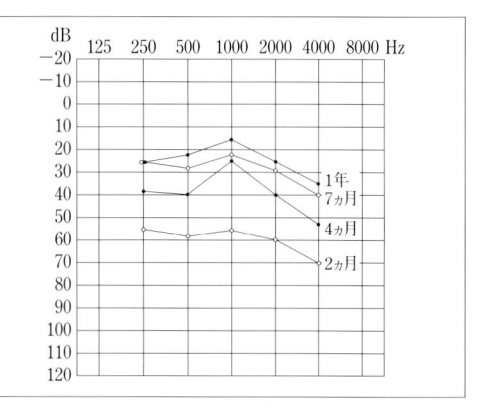   図74（右）．正常乳児の平均閾値の変化[9]

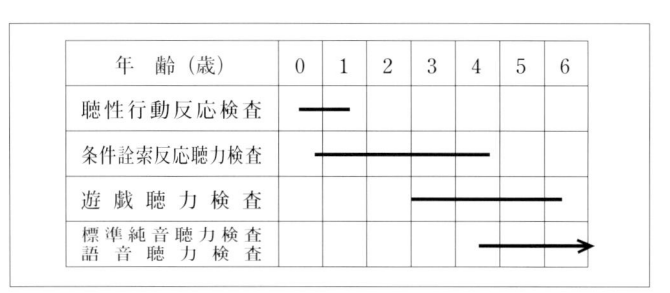

図75．幼児聴力検査法と対象年齢

a 遊戯聴力検査

純音刺激を子供の興味をひくような遊びやゲームに結びつけて検査する方法で，生活年齢および知能年齢が3歳以上の幼児に行える．

1) ピープショウテスト（のぞき絵検査）

絵，人形，オモチャなど子供が喜びそうなものをのぞき箱に入れてあり，音が聞こえるとその箱のほうのボタンを押すと照明がつき，内部が見えるように練習し，その音の大きさを種々変化させて検査する．

2) 数遊び検査

数に関係があり子供が喜びそうなもの，ビー玉，ままごと道具などを使用し，音が聞こえると一方の容器から他方の容器に移すゲームで聴力を測定する．これはBarrの方法ともいわれ，いろいろの変法が報告されている．

音源はスピーカーで与えて総合聴力を測定するとともに，レシーバーをつけて気導聴力にかぎらず骨導聴力とともに左右時の閾値を別々に測定することも可能である．

b 条件詮索反応聴力検査（conditioned orientation response audiometry, COR）

興味のあるものを見せるとその方に振り向く詮索反応を利用した検査で，6ヵ月〜3歳の幼児に適

当な純音聴力検査である。ただし言語をもたぬ難聴児では4～5歳，精神発達遅滞児ではそれより高齢でも本法を用いる。この反射を起こす前に純音を聞かせて，これを条件刺激とする条件反応を形成させると幼児は音を聞いただけでその方向を振り向く。

図76のごとく二つのスピーカーの中央に被検児をおき，一側スピーカーより音を出し，同時にその側の人形を照明する。各周波数の純音でその動作より閾値を求める。本検査法の成功率は1歳未満では50％以下であるが1～2歳では80～90％である。

c 聴性行動反応聴力検査（behavioral observation audiometry, BOA）

これは1歳未満児の難聴の検出に適している。音刺激を出すと乳児が音のするほうへ眼を向けたり，動作をやめたり，表情を変えたり，声を出したりする反応を起こすのを検査する。検査用の音としては純音以外にウシ，ニワトリなどの擬音も使用される。この場合音刺激を減衰器を通して与えれば閾値の推定も可能である。正常の反応閾値は月齢とともに低下する。

d 新生児聴力検査

新生児に現われるMoro反射，瞬目運動や一過性の深呼吸が突然強大音を与えると起こるのを観察する方法で，反応は多く40～90dBの間（通常60dB以上）で出現する。新生児期の難聴スクリーニングには鐘，笛，太鼓などが用いられたが，今日では3,000Hzを中心とした震音を出す新生児聴力検査用オージオメータが使用される（図77）。

近年，自動化ABR早期新生児聴力スクリーニング装置「Natus-ALGO」（Automated ABR；AABR）が開発され，新生児の聴覚スクリーニングに使用されている。これは40dB（35dB）および70dBのクリック音刺激に対するABRの有無を特殊なアルゴリズムを用いて，反応あり（pass）か反応なし（refer，難聴の疑いあり）かのスクリーニングを行い，後者の場合は耳鼻咽喉科医に精密聴力検査をゆだねる。一方，携帯用誘発耳音響放射検査装置の開発もあり，新生児を対象とした聴覚スクリーニングを行う方向にある（図78）。

V. 他覚的聴力検査

前記の幼児聴力検査も他覚的聴力検査の一種であるが，まったく被検者の意志の介入しない手段に

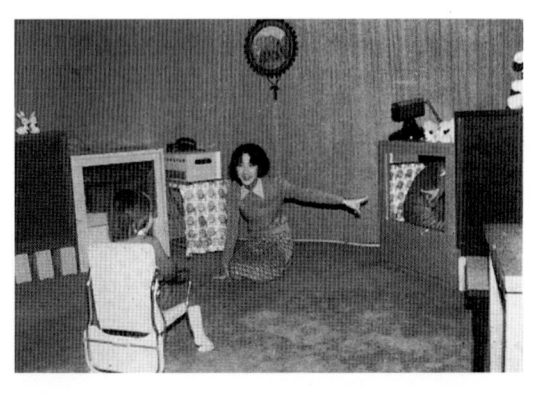

図76. 条件詮索反応聴力検査法の実施
音がすると，明かりがつき内部のオモチャが見えるようになっている。

よる種々の検査法が近年急速に発達し，難聴の病巣部位診断や自覚的聴力検査に対する判断や答申能力のない患者あるいは訴病患者などに広く応用されつつある。

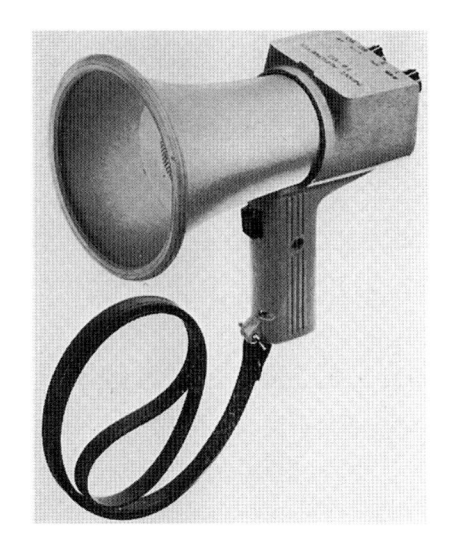

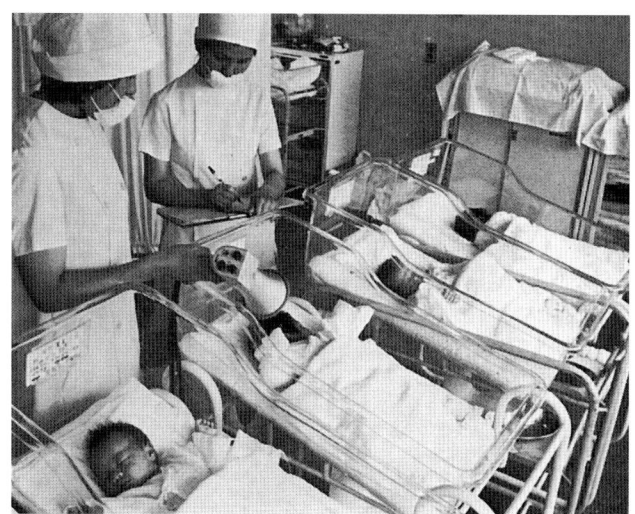

図77．新生児聴力検査用オージオメータ

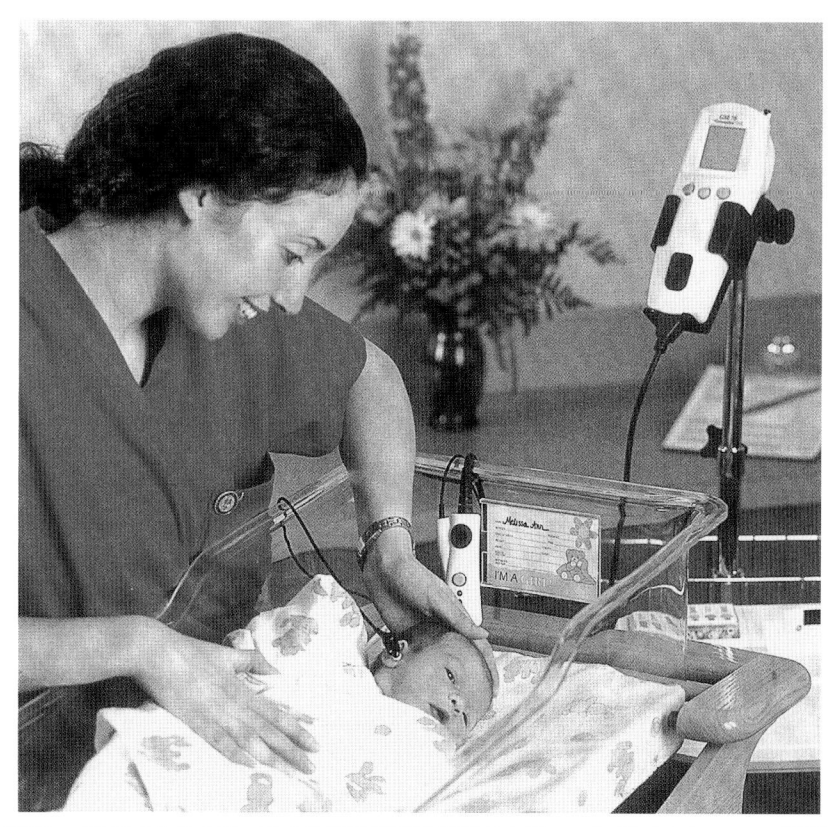

図78．OAEアナライザーによる新生児聴覚障害スクリーニング（リオンKK，提供）

1. 聴性誘発反応（ERA, evoked response audiometry, ERA を E: electrical method, R: response, A:application の略とも解釈されている）

　最初音により起こった脳波上の種々の変化を総合して判定する方法が考えられた。これは聴覚伝導路を伝えられてきた神経活動は大脳皮質に一定の電位変動（誘発単位）を起こすためである。コンピュータの発達以来、この個々の誘発電位は加算され、いわゆる平均加算誘発反応が他覚的聴覚検査に本格的に利用されるようになった。

　乳幼児ではこの誘発反応電位は成人に比し小さく、麻酔剤による睡眠状態で検査を行うことが多い。これら誘発反応出現閾値は成人においては自覚閾値上 10～15dB であるが、乳幼児では 30dB 前後と高い閾値を示す。これらは測定方法などの改良検討が行われつつある。

　刺激音として短音（tone burst、オージオメータから発生した純音を電子スイッチで断続することにより作られる）、トーンピップ（tone pip、サイン波が 5～6 波集まってできている）、クリック音（click）などが用いられる（図79）。

　検査装置は発振器、電子スイッチ、電力増幅器、減衰器、受話器やスピーカーよりなる刺激系、脳波計や被検者に装置した電極から微細な電気反応を導出し、これを増幅して記録系へ入力信号とする

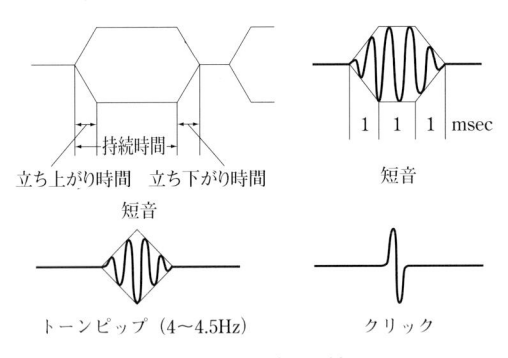

図79. 刺激音の種類

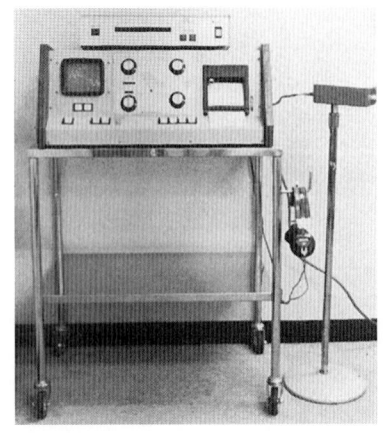

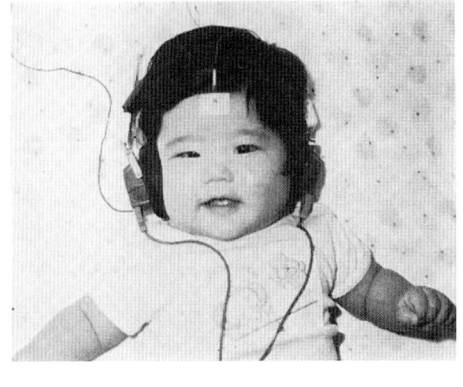

図80. ABR 測定装置および測定図

誘導系，反応加算機，データレコーダー，ペンレコーダーなどの記録系，および記録系，刺激系の双方に作用し，加算や記録解析を調整する系よりなる（図80）。

これらによって得られる聴性電気反応の代表的なものは図81に示されたごとくであるが，潜時により次のごとく分類される[10)~12)]。

速反応：潜時0～10msec
　　蝸牛マイクロホン電位（CM）潜時0
　　蝸牛神経複合活動電位（AP）潜時1～4
　　Summating potential（SP）潜時0
　　脳幹反応（ABR）潜時5～10
　　周波数対応反応（FFR）

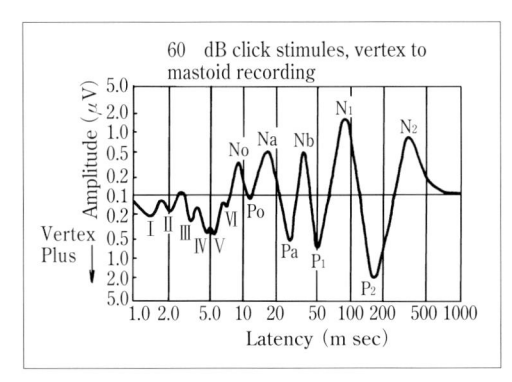

図81. ヒトの聴性誘発反応
Ⅰ～Ⅵは ABR．No～Nb．は middle latency reaponse，P_1～N_2 は V-Potential である。目盛りはいずれも対数目盛りになっている。
(Picton ら，1974)

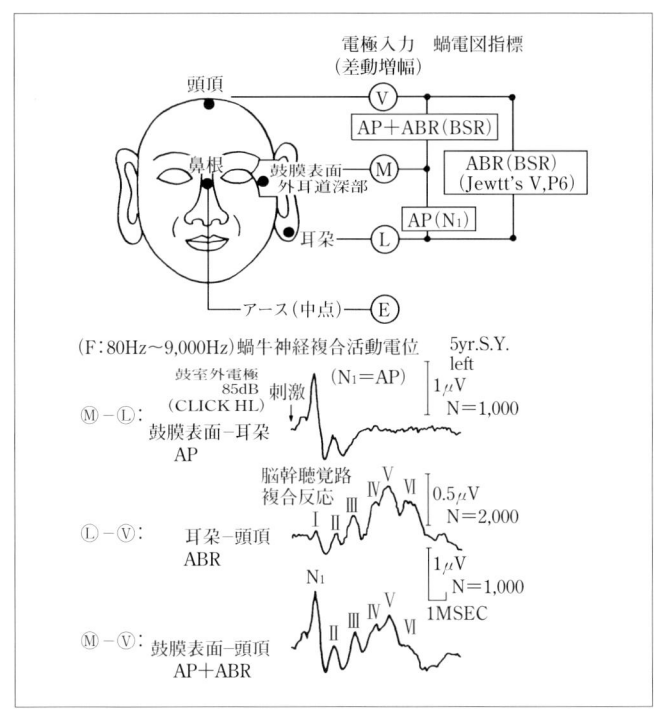

図82. 鼓室外記録法の電極と蝸電図[11)]
電極の組合せと蝸電図パターン

中間反応：潜時 10 ～ 50msec
　　　　　筋原性反応，潜時 10 ～ 25
　　　　　早期頭頂部反応（EVR）潜時 25 ～ 50
緩反応：潜時 50 ～ 300msec
　　　　頭頂部誘発反応（SVR）
後反応：潜時 300msec

a　蝸電図（electrocochleogram, E coch G）

　蝸電図は外界よりの音刺激に対してヒトの蝸牛感覚細胞，蝸牛神経から生じる電位を記録するものであり，蝸牛電位（CM），Summating potential（SP），蝸牛神経活動電位（AP）がみられる。
　誘導は鼓室岬角（鼓室内），鼓膜あるいは外耳道皮膚などより行われる。得られた反応波形の性質を表すパラメータとして振幅と潜時が用いられる。図82は鼓室外記録法の電極装着部位と蝸電図パターンの関係を示している[13]。この蝸電図は他覚的聴力検査と蝸牛病態の細別診断に使われる。また脳幹性難聴では良い診断情報を提供する。
　聴力の他覚的スクリーニングとしてクリック音によるAP測定が行われる。クリックAPと純音閾値との関係は4KHzとはよい相関を示す[14]。tone pipによる測定では高音障害型のみでなく，dip型や低音障害型難聴でもオージオグラムと一致をみる[15]。
　病的蝸牛の細別診断は蝸電図のもっとも得意とする所であるが，この目的のためには基底板の限られた範囲からの反応を測定することが必要となる。ラセン器の障害の難聴では有毛細胞由来の反応電位であるCMやSPはいちじるしく減少するかまたは消失し，APもその障害相当の閾値上昇を示す[16), 17)]。
　レクルートメント現象のある難聴耳のAPは高い閾値と，閾値上刺激により正常耳よりもはるかに急な振幅増大を示す[18]。メニエール病は蝸電図においても興味ある反応SP異常を示す。

b　聴性脳幹反応（auditory brainstem response, ABR）

　ABRは1970年Jewettら[19]，Sohmerら[20]により，発見された。この反応の起源は脳幹部と考えられている[21]。音刺激を与えてから10msec以内に出現する6～7相性のピークのある反応波形を示す。
　記録方法：電極は一般には関電極を頭頂部に，不関電極を検査耳側の耳垂あるいは乳様突起部に，接地電極を前額中央部におく（図80）。この場合，皮膚をアルコールまたはベンジンを浸した綿で清掃し，その電気抵抗を小さくしておくことが必要である。増幅器は高感度，高入力インピーダンスを有し，50～1,500Hz，帯域をもカバーできる周波数特性を有するのが必要である。フィルターは低域遮断周波数10～80Hz，高域遮断周波数2,000～3,000Hz，解析時間10～20msec，トリガ時間毎秒10～30回，音刺激，立ち上がりの早いクリック，トーンバーストなどの短音を用い，音刺激はイヤホンまたは一定の距離におかれたスピーカーから与え，検査ステップは10～20dBで行う。通常500～2,000回加算する。これらはX-Yレコーダに書き出し記録する。
　ABRの反応波形は図83に示すように潜時の短いものからⅠ，Ⅱ，Ⅲ，Ⅳ，Ⅴ，Ⅵ，Ⅶ波とされ，1μV以内の微小の反応である。もっとも安定して記録されるのはⅤ波で振幅も通常最大である。ついでⅠ，Ⅲ，Ⅳ，Ⅵ波の順に出現性が低くなり，Ⅳ波はⅤ波と完全に分離せず，複合波になることが多い。

反応閾値は自覚閾値上ほぼ10dBである。音圧が閾値に近く弱くなるに従って反応成分の出現性、分離性が悪くなり、潜時は延長する（図83）。

反応波形の各波の判読は通常潜時をめやすとされる。この潜時は検査音の強さや被検者の年齢などによって変化する。表11は正常人における反応成分の潜時を示す。異常を検討する際のパラメータにはⅠ波とⅤ波、およびⅠ波とⅢ波の潜時の差を調べる方法が信頼性が高く、正常値は検査機器によって多少異なるが、それぞれ 4 ± 0.6 msec、2.1 ± 0.3 msec である。振幅は不安定である。

各波の起源についてはまだ疑問のあるところもあるが、次のような対応があると考えられている（図84）[22]。

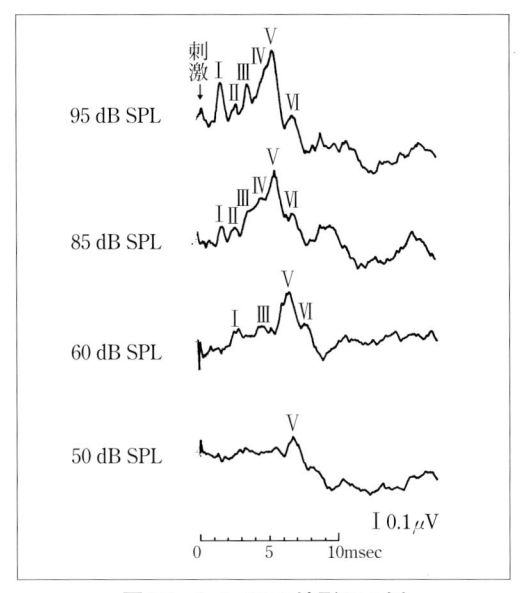

図83. ヒトABR波形の1例

表11. 検査音圧とABRの反応成分潜時

Monaural Wave	Intensity, dBSL							
	75	65	55	45	35	25	15	5
Ⅰ	1.4	1.6	1.8	2.2	2.7	2.9	⋯	⋯
Ⅱ	2.6	2.8	3.0	3.3	3.6	3.8	⋯	⋯
Ⅲ	3.7	3.8	3.9	4.3	4.7	5.1	5.9	5.6
Ⅳ	4.6	4.8	5.0	5.4	5.8	6.6	⋯	⋯
Ⅳ～Ⅴ	5.2	5.2	5.6	5.9	6.4	7.0	7.7	7.8
Ⅴ	5.4	5.5	5.8	6.0	6.6	7.1	7.7	8.1
Ⅵ	6.9	7.1	7.5	7.8	8.4	9.2	9.5	⋯
Ⅶ	8.7	9.0	9.0	9.0	⋯	⋯	⋯	⋯
SD[†]	0.2	0.2	0.2	0.3	0.3	0.4	0.4	0.4

* Mean of six normal subjects; values given in milliseconds; ⋯no response detected.
[†] Values represents largest SD of any of components at each intensity.

(Starrより引用)

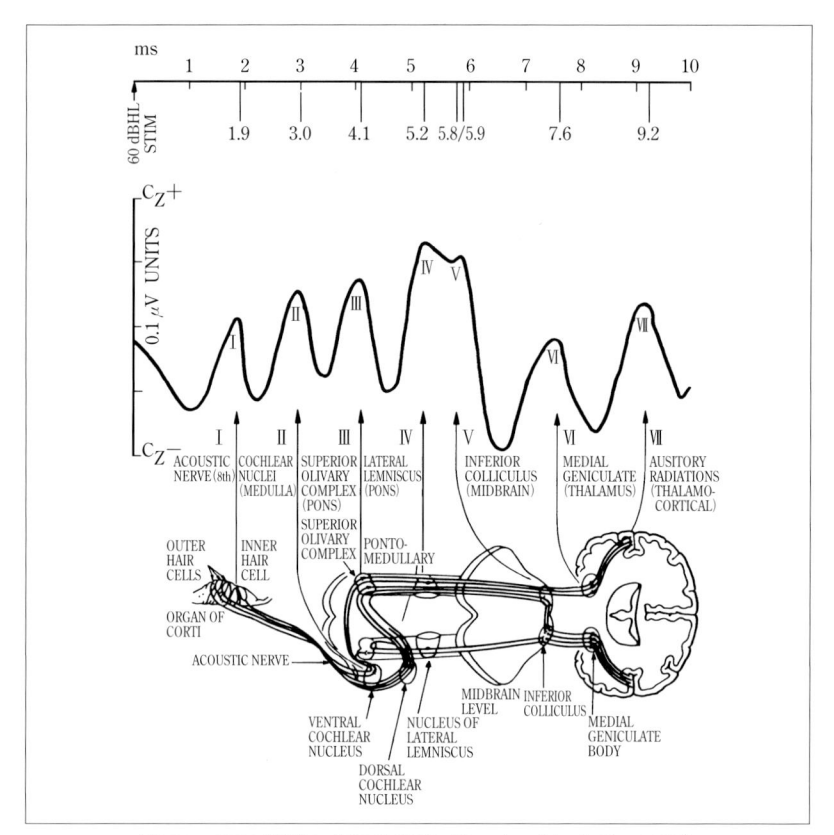

図84. ABR波形と各波の起源（Stockardによる，1977）

Ⅰ波：第8脳神経
Ⅱ波：蝸牛神経核（音刺激と同側）
Ⅲ波：上オリーブ核（音刺激の対側あるいは両側）
Ⅳ波：外側毛帯，下丘（音刺激の対側あるいは両側）
Ⅴ波：下丘（音刺激と反対側）

　ABRは臨床的に他覚的聴覚検査法と聴神経〜脳幹部の病巣診断に応用される．すなわちⅤ波は自覚閾値上10dBで出現するので，これより10dB程度低い音圧を自覚閾値とされる．伝音難聴では各検査音圧における潜時が正常に比し遅れを示す．内耳性難聴では検査音圧が強くなるに従い正常人のそれに近くなる．

　検査音には立上がりの早い音刺激が必要であるので周波数応答性については2,000Hz以上の高周波数帯域についてはよいが，低周波数では困難である．

　ABRの反応閾値は純音聴力検査における2,000〜4,000Hzの聴力にほぼ一致する．しかし各周波数に対応した聴力レベルの測定は現在のところ不可能に近い．

　波形の潜時の延長，振幅などの変異により図85に示すように聴神経，小脳橋角部，脳幹部の障害を推定することができる．一方，意識障害すなわち昏睡，脳死などの病巣がABRにより推定し得る．しかし伝音系や内耳の障害の高度の場合はABRは無力であるとともに，障害されている聴覚路の末

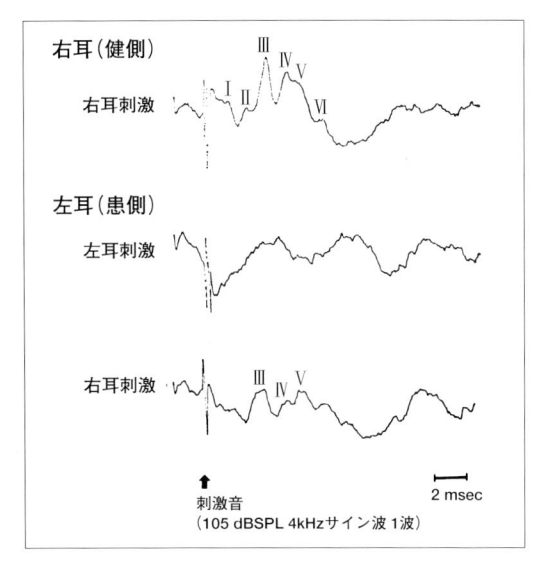

図85. 左聴神経腫瘍例の ABR 波形
左耳よりの音刺激で無反応, 右耳よりの音刺激左耳よりの誘導でⅠ, Ⅱ波が消失している。

梢端の影響を受けることの多いことを知っておくべきであり, すでに確立している種々の神経耳科学的検査との併用によりABRの力が発揮され得る。

2. 皮膚電気反応聴力検査 (galvanic skin response audiometry, GSR audiometry)

本法は皮膚に与えた電気刺激によって誘発される皮膚電気反応を無条件反射系とし, 音を条件刺激とする反射を応用した検査である。まず最初に条件刺激である音を2〜3秒聞かせ, ついで0.5〜1秒後に電気刺激を与える。この際皮膚電気反応が誘発される。これは何度もくり返すと条件刺激が形成され, 被検者は音を聞いただけで皮膚電気反応を示すようになる。この条件づけができたら音刺激だけを与えて反応閾値を測定する。

3. インピーダンスオージオメトリー (impedance audiometry)

インピーダンスオージオメトリーは鼓膜の音響インピーダンスを測定し, 伝音機構がどのような状態であるかを検査する方法であり, ティンパノメトリー (tympanometry), 静的コンプライアンス (static compliance), および耳小骨筋反射 (acoustic reflex) の3者の測定よりなり, electroacoustic impedance bridge (図86) と, オージオメータを使用する[23]。他の聴覚検査と異なり, 聴覚を測定する検査ではない。

鼓膜および耳小骨連鎖は一つの振動系である。鼓膜のみならば自由度1の振動体と考えられ, そこに耳小骨連鎖や内耳液の影響, 乳突蜂巣の影響などが加わり自由度2以上の複合振動体を形成している。臨床的応用面においては各部位の振動様式をみるのではなく, 正常な状態における鼓膜のインピーダンスを測定し, これに比べて病的な状態を測定し, その成績より中耳伝音系の状態を知ろうとする方法である。

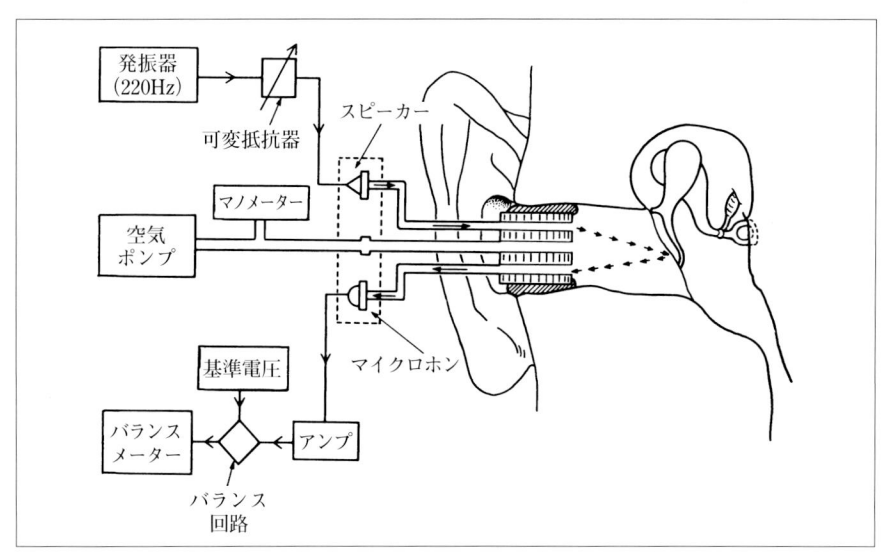

図86. インピーダンスオージオメータの原理模式図（Jergerによる，1970）

　音のエネルギーは媒体を伝わるに従って減衰するが，この減衰の状態を知るのに音響インピーダンスを調べると参考になる。このインピーダンスは単位時間内のエネルギーの反射を意味し，音圧をP，音によって動く媒体の速度をVとすると，インピーダンスZはZ＝P／Vとなる。これに関係する因子は質量（M, mass），剛性（S, stiffness），抵抗（R, resistance）であり，音の周波数をfとすると次式であらわされる。

$$Z=\sqrt{R^2+\left(2\pi fM-\frac{S}{2\pi f}\right)^2}$$

　質量と剛性によるインピーダンス成分はリアクタンスといわれる。リアクタンス（reactance）の中で剛性による成分を音響剛性（acoustic stiffness）といわれるが，音響コンプライアンス（compliance）はこの音響剛性の逆数である。つまり音響コンプライアンスは媒体が柔らかいほど大きな値となる。

　インピーダンスは周波数によって差異があるので，中耳のインピーダンスを一つの数で表せない。臨床的にはインピーダンスオージオメータの probe tone として220Hzが用いられ，この周波数の値で表される。インピーダンスオージオメトリーでは実際の測定上の困難さから中耳を空気とみなして測定している。空気は柔らかく軽いので低振動数ではリアクタンスの大部分はコンプライアンスであるが，幸い中耳も低振動数ではリアクアンスの主成分はコンプライアンスであることがわかっているので，市販の機器は中耳の音響インピーダンスを空気のコンプライアンスで表現している[24]。

a　ティンパノメトリー（tympanometry）

　外耳道の圧を＋200mmH$_2$Oから－200mmH$_2$Oまで変化した際の鼓膜（耳小骨連鎖を含む）の静的コンプライアンスの変化を示すものである。現在ではこの測定は自動化されているのもある。

　＋200mmH$_2$O加圧時鼓膜，耳小骨連鎖は圧迫され，ここより音の吸収は起こらない。圧を次第に減弱して鼓膜および耳小骨連鎖を介して音が最大に吸収される点（コンプライアンスの最大の点）まで達する。正常では±50mmH$_2$Oの間に入りこれから中耳圧が推論される。さらに－200mmH$_2$Oにま

で減ずる。鼓膜と耳小骨連鎖のコンプライアンスを縦軸に，外耳道腔に加える圧を横軸にとったものをティンパノグラム（tympanogram）といい，次の3型に分けられる。

A型：最大のコンプライアンスが0mmH₂O付近に存在する。中耳に陰圧がないもので，正常あるいは感音難聴にみられる。

A_S型：最大のコンプライアンスが0mmH₂O付近に存在するが，A型よりもそのピークが低い。耳小骨連鎖の動きが悪い例，耳硬化症にみられる。

A_D型：最大のコンプライアンスのピークが0mmH₂O付近にあり，A型よりも高い型。耳小骨連鎖離断や鼓膜萎縮にみられる。

B型：ティンパノグラムは平坦かドーム状になる型。滲出性中耳炎，癒着性中耳炎にみられる。

C型：コンプライアンス曲線のピークが－100mmH₂O以下の陰圧になる型で，中耳の陰圧状態の場合，耳管狭窄症や滲出性中耳炎にみられる（図87）。

D型：米国式ではM型，北欧式ではW型となる2峰性のティンパノグラムでprobe toneが800Hz付近になるとみられる型。正常聴力，感音難聴，鼓膜瘢痕，萎縮，耳小骨連鎖離断などにみられるので診断的意義は少ない。

日本人正常耳（A型）ではティンパノグラムのピーク値は1.5～7.4で左右差は2.0以内である（市村ら，1976）[25]。A_S型はピーク値7以上（Jerger，1970）[23]，A_D型はピーク値0～1.5以下（Jerger，1970，市村ら，1976）である。コンプライアンスの縦軸は任意であり，上から0→10と目盛る方法と逆に10→0と目盛る方法とがある。上記の数字は上から0→10の目盛りを用いている。

多くのインピーダンス測定器は結果をコンプライアンスで示そうとするためprobe toneとして220Hzを用いている。しかし耳の病態による抵抗の変化を測定するには高い周波数を用いた方がよいので660Hzを用いる場合もある。

b 静的コンプライアンス（static compliance）およびインピーダンス

静的コンプライアンスは中耳をこれと等価のコンプライアンスをもつ空気の容積で表現される。この場合のインピーダンスは鼓膜，耳小骨連鎖単位を意味し，一般にはインピーダンスの逆数であるコンプライアンスで測定する。

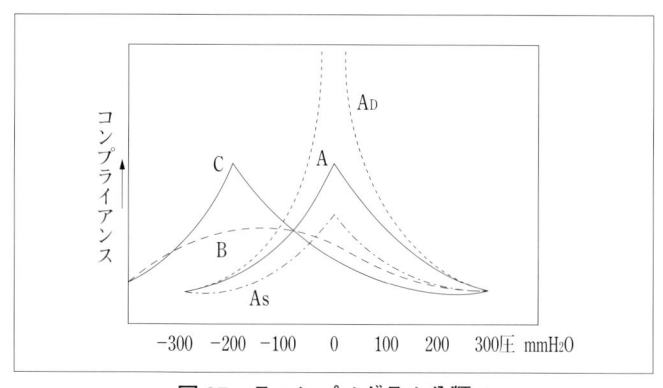

図87．ティンパノグラム分類[36]

まず200mmH$_2$Oの圧を外耳道に加え，この時のコンプライアンス（C$_1$）を測定する。これは外耳道のみのコンプライアンスを意味する。ついで減圧し，コンプライアンス（C$_2$）が最大となる点を測る。これは外耳道鼓膜と耳小骨連鎖両者のコンプライアンスである。そこでC$_2$よりC$_1$を引けば鼓膜と耳小骨連鎖単位のコンプライアンスが得られる。すなわち，静的コンプライアンスはティンパノグラムの山の高さ（振幅）と同じ意味である。縦軸はメーターの読みであってコンプライアンスの容積を示す数字ではない。鼓膜がもっとも振動しやすい条件での値は＋200mmH$_2$Oの外耳道加圧時のコンプライアンスの値を0とすると2.6〜8.5である。

日本人では静的コンプライアンスの正常値は0.23〜1.22mlであり，同一個人での左右差は0.25mlである（船坂，1981）[22]。0.2mlより小さい時は滲出液貯留，鼓膜癒着，耳小骨固着など中耳がいわゆる硬くなっている状態である。逆に1.22mlよりも大きい時は鼓膜萎縮，耳小骨離断など中耳がいわゆる柔らかい状態である。

c 音響性耳小骨筋反射（acoustic reflex，アブミ骨筋反射 stapedius reflex, SR）

中耳の耳小骨には鼓膜張筋とアブミ骨筋が付着している。前者は三叉神経支配であり，後者は顔面神経支配である（図88）。耳小骨筋は音刺激によって両側性の反射的収縮を起こす。鼓膜張筋反射の閾値は高いので，市販の装置で測定できるのは主にアブミ骨筋反射（stapedius reflex, SR）である。よってacoustic reflex（AR）をアブミ骨筋反射（stapedius reflex, SR）と同意味で使用されている。プローブの反対側から音刺激する反対側音刺激と、プローブ内から音刺激する同側音刺激の2通りある。SRは両側性のため通常は反対側の耳から音を与えて記録する。両側正常耳例のアブミ骨筋反射の閾値は500〜2,000Hzでは70〜95dBHLである（図89）。このSR閾値は鎮静剤の投与により上昇する。乳幼児ではその影響もあって2,000Hzでも検出できないことがある。幼小児ではSR閾値は高く，振幅は20〜29歳でもっとも大きい。周波数別では2,000Hzでの振幅が最大である（Habenerら，1974）[26]。

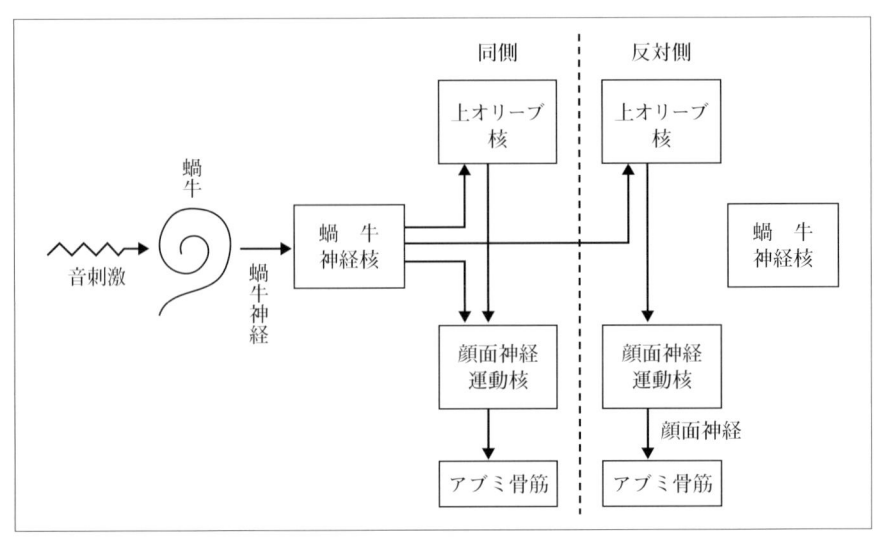

図88. アブミ骨筋反射の反射経路

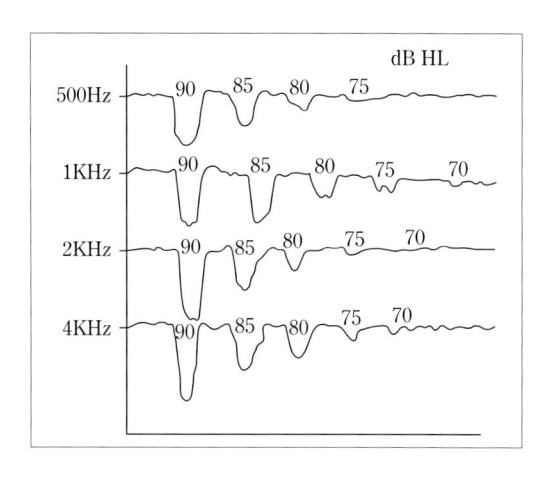

図89. 耳小骨筋反射
この例の閾値は500Hz：80dB, 1kHz：75dB, 2kHz：75dB, 4kHz：75dBと判定される。

　この反射は外耳道の音響インピーダンスの変化から間接的に知られるが，この反射を指標にして他覚的聴力検査あるいは顔面神経麻痺の部位診断が可能となる。

　SR閾値が正常範囲で得られない場合は音刺激による神経の興奮がSRの反射弓（図88）に反射を惹起するのに十分な強さで達しないか，神経の興奮が起こっても反射弓の中枢路に障害のある場合，あるいは検耳に中等度以上の伝音障害が存在する場合である。聴神経腫瘍など後迷路性疾患があればSRの振幅が音刺激を持続させていると減弱する。この現象は5,000Hzで閾値上10dBで10秒間の音刺激を与え，50％以上振幅が減弱する場合を陽性とされる。

　SRの反応はcompliance change meterの針の振れでみるが，これが時として逆に振れることがある。これを逆むき反射（応）というが，反射そのものは正常であるが，検査耳の鼓室圧，耳小骨，耳小骨筋の状態によってこの現象がみられる。逆むきはインピーダンスの減少を意味するが，この反応では外耳道の容積が大きくなってみかけ上のインピーダンス減少となって現れたもので，鼓膜張筋の関与が大きいとの考えがある。

　正常のSRでも反応の開始時に小さく逆に振れる場合が少なからずみられる。これをinitial dip（on反応）という。これに対して刺激の開始時と終了時に逆に振れるon-off反応またはdouble negative deflectionは病的な反応であり，耳硬化症に特徴的な所見である（野村，1981）[27), 28)]。

4. 耳音響放射（otoacoustic emissions）

　近年，音の受容器官である蝸牛から逆に外耳道に向かって音が放射されるという現象が明らかにされた（Kemp，1978）。この現象が耳音響放射と呼ばれるものであり，外耳道に小型のマイクロホンを組み込んだ音響プローブを挿入することによって記録される。その発生には外有毛細胞が深く関与しているとされているため，この耳音響放射を利用して他覚的に内耳（蝸牛）機能を評価しようと試みられている[29)〜34)]（図90）。

　耳音響放射は誘発方法によって以下の4つに分類されている。
　誘発耳音響放射 transiently evoked otoacoustic emissions（EOAE，TEOAE）
　同時放射 stimulus-frequency otoacoustic emissions（SFOAE）

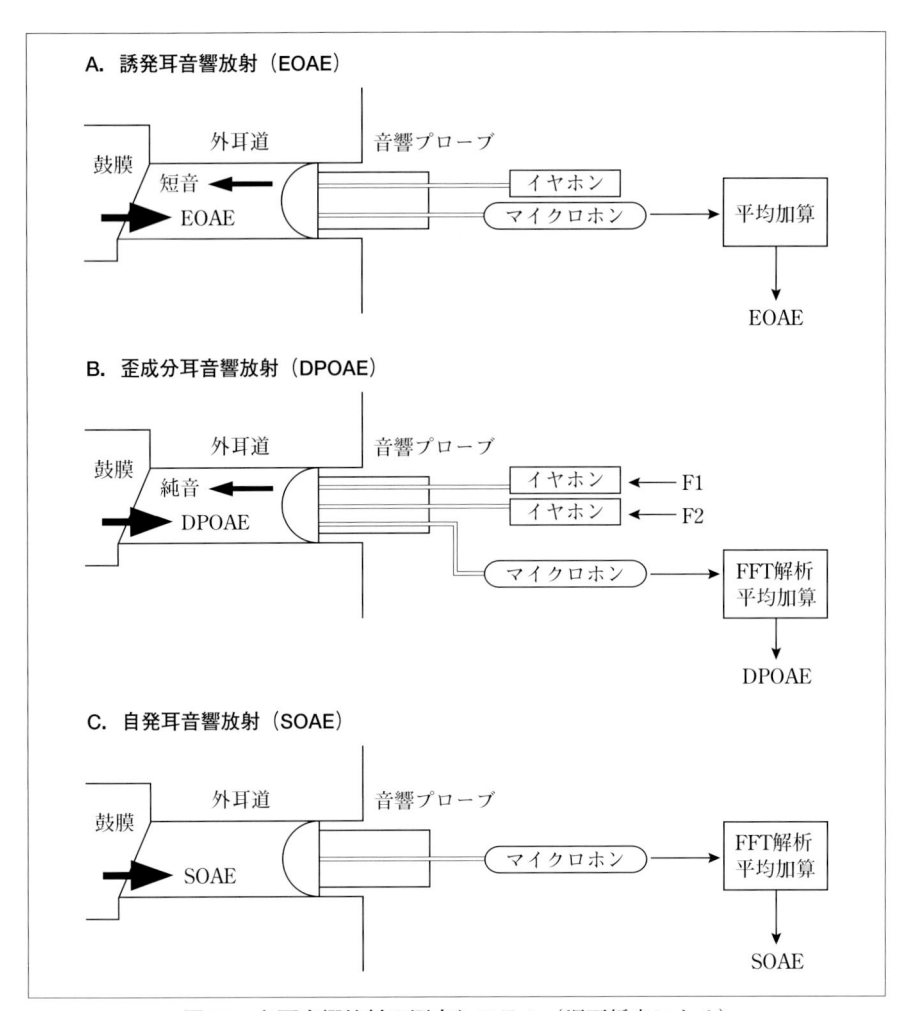

図90. 各耳音響放射の測定システム（坂下哲史による）

純音刺激により誘発される刺激音と同じ周波数の定常的な音響反応
歪成分耳音響放射 distortion-product otoacoustic emissions（DPOAE）
自発耳音響放射 spontaneous otoacoustic emissions（SOAE）

1）誘発耳音響放射（transiently evoked OAE；EOAE，TEOAE）

　クリックや短音刺激により5～15msecの潜時をもって誘発される音響反応で，音刺激用のイヤホンと高感度のマイクロホンを内蔵した音響プローブを外耳道に挿入し，クリックや短音による音刺激開始から通常20～40msecの音響信号を260～300回平均加算することによって記録し，波形が認められなくなる刺激音圧まで測定する。

　潜時の短い成分（fast component）と潜時の長い成分（slow component）があり，おのおのが異なる入出力特性を有する。反応の周波数は刺激周波数にほぼ対応し，高周波数になるほど反応の潜時は短縮する。聴力正常耳における検出率はほぼ100％。30～40dBHL以上の内耳性難聴があると検出は困難となる。主として1～2kHzの周波数成分からなり，中音域の内耳機能の評価に有用である。

2) 歪成分耳音響放射 (distortion-product OAE；DPOAE)

周波数の異なる2つの純音 (f1, f2；f1 < f2) が与えられた時, 蝸牛の基底板振動の非線形性のために発生する歪成分 ($mf1 \pm nf2$；m, nは整数) を記録したもの。通常, もっとも大きく安定して検出される2f1-f2の歪成分を測定することが多い。DPOAEの発生部位 (どの周波数における聴力を反映するのか) については, 一般にはf2周波数あるいはf1とf2の幾何平均 ($\sqrt{f1 \times f2}$) の周波数に対応する基底板の部位と考えられている (図90B)。

測定方法は2つの純音を与えるための2つのイヤホンと高感度のマイクロホンを内蔵した音響プローブを外耳道に挿入し, 音刺激しながら外耳道内の音響信号を周波数分析し, 加算することにより測定する。刺激音の条件ではf1とf2の比f1：f2が1：1.2で, f1の音圧がf2の音圧より5～15dB大きい時にDPOAEのレベル (振幅) は最大になるためこのような条件に刺激音を設定する。

一定の刺激音圧下で刺激音の周波数を変化させて測定し, オージオグラムのように記載したのがDPグラムである。DPグラムでは通常f2の値を基準として記載する (図91A)。

刺激音の周波数を一定とし, 刺激音圧を変化させて測定するのが入出力特性 (growth rate) であるが, この曲線は60dBSPL付近に変曲点を有する2相性を示す (図91B)。

その特徴は周波数特異性が非常に高く, 広い周波数領域 (1～8kHz) で測定できる。刺激音圧と反応のレベル (振幅) との関係 (入出力関係) は非線形を呈する。聴力が悪いほど反応のレベル (振幅) は小さくなる傾向はあるが, 非常に個体差が大きいため, 反応のレベルの大きさから聴力を正確に推定することは困難。聴力正常耳における検出率はほぼ100%。50～60dBHL以上の内耳性難聴があると検出は困難となる。ノイズのため1kHz以下の周波数領域よりも高音域で安定した反応が得られ, 高音域の内耳機能の評価に有用である。

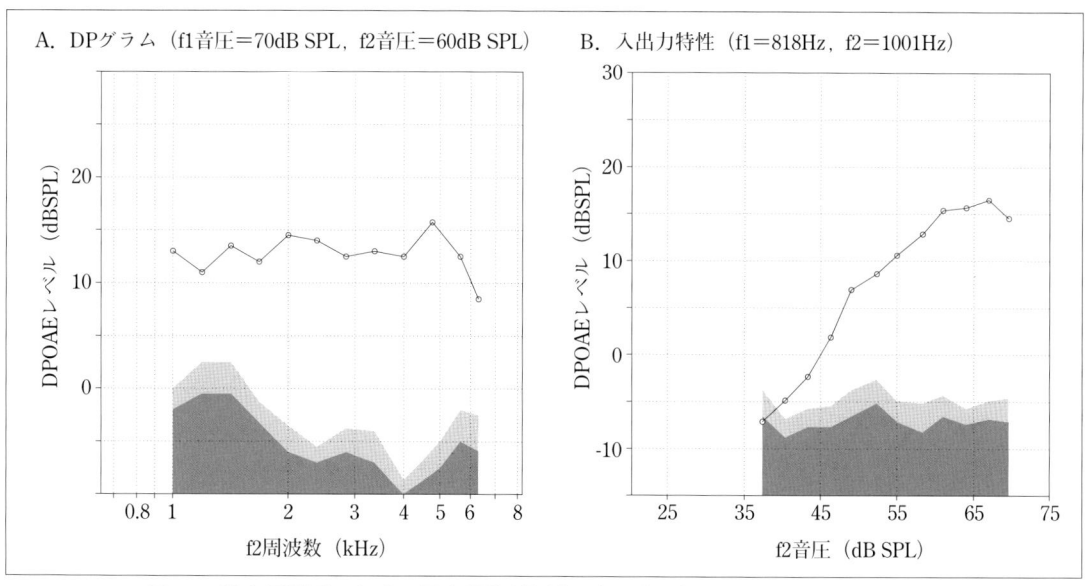

図91. 聴力正常耳における耳音響放射測定記録の例 (ILO292を使用, 坂下哲史)

3）自発耳音響放射（spontaneous OAE ; SOAE）

音刺激に関係なく蝸牛から自発的に放射される純音に近い狭帯域の安定した信号である。

高感度のマイクロホンを内蔵した音響プローブを外耳道に挿入し，外耳道内の音響信号を周波数分析することにより測定する（図90C）。

その特徴は大きさは10～20dBSPL程度で，女性の方が検出率が高い。聴力正常者での検出率は60～80％である。感音難聴耳では検出率は低くなる。発生機序は明らかでなく耳鳴との関連は否定的である。

臨床応用

OAEの発生源が外有毛細胞を中心とした基底板能動運動であり蝸牛の微細な障害に対する感受性が高いことから，他覚的，非侵襲的な蝸牛機能検査法としての応用が期待されている。臨床応用としては聴覚機能のスクリーニングに適している。EOAEは純音聴力レベルが30～40dBHL以上（DPOAEでは50～60dBHL以上）になると検出率が急激に低下することから，中等度以上の内耳性難聴では通常，耳音響放射は検出できない。このため難聴の程度の診断や中等度以上の難聴の病態診断には適さない。

(1) 他覚的聴力検査

・新生児の聴覚スクリーニング

従来，難聴のハイリスク児を中心にABRを使った聴覚スクリーニングが行われてきたが，スクリーニング検査としてはABRは電極の設置や睡眠下での検査の必要性といった点で煩雑であった。最近，高度難聴児の早期発見，早期訓練の必要性が唱えられ，聴覚スクリーニングを目的としたautomated ABRや携帯型のOAE検査装置の開発もあり，全新生児を対象とした聴覚スクリーニングを行う方向にある（図78）。

・心因性難聴や詐聴の診断

純音聴力検査で通常OAEが検出できない程度の難聴にもかかわらず，OAEが検出された場合に疑う。ただ後迷路性難聴の場合はOAEが検出されることもあり，ABRなど他の聴覚検査成績とともに総合的に判断する。

(2) 蝸牛機能のモニタリング検査

OAEは個体差が大きく，個体間の成績の比較が難しいが，蝸牛機能の障害については純音聴力検査よりも鋭敏であることが知られており，経時的に測定することにより蝸牛機能をモニタリングしようとするものである。具体的には，メニエール病などの変動性難聴におけるモニタリング，グリセロールテストの補助検査，騒音性難聴や薬剤性難聴の早期発見，内耳機能の術中モニタリングなどが考えられている。

(3) 感音難聴の鑑別診断

OAEを用いて感音難聴の障害部位や病態を診断しようとするもので，内耳性難聴と後迷路性難聴の鑑別診断，突発性難聴の病態診断や予後判定，auditory neuropathyの診断などがあげられる。

5. その他の検査

音により散瞳することを利用した聴性瞳孔反射，聴性眼球運動検査，血量変化図，体表面微細振動の変化による聴力検査などがある。

6. 詐聴の検査

詐聴は難聴といつわってなんらかの利益を得ようとするもので，労働災害による障害手当金や交通事故の保障金などの取得を目的として受診することがある。

検査に際しては被検者の態度を注意深く観察し，検者が労災保険法，身体障害福祉法などの規約にも精通していなくてはならない。詐聴の場合，オージオグラムは日を変えて検査をくり返すとその変動が大である。一般に純音聴力に比し語音聴力の方が良いことが多い。一側高度難聴の場合，骨導は5dBで反対耳に聞こえるいわゆるcross hearingがおこるのが，マスキングなしでもこの陰影曲線のレベルをこえた高度の難聴像を示す。オージオグラムが茶托型オージオグラム（saucer audiogram）を示すことが多い。などで推定できるが，この他検査には次の方法がとられる。

a ステンゲル法（Stenger test）
同一音源を両耳に与え，詐耳の方の音圧を上げていくと，音像形成のために健側耳に与えている一定音圧の音が不明瞭になり閾値上昇を起こす。原法は音源に音叉を利用したが，純音や語音がよく利用される。

b Deafler-Stewart法
聴力検査によりオージオグラムが得られた場合に行える，いわゆるノイズスピーチオージオメトリーを行う方法である。正常や真の難聴耳では雑音の強さが語音のそれよりも10dB強くても明瞭度は悪化しないが，詐聴の場合は雑音が弱くても大きな影響を受ける。

c ロンバール法（Lombard's test）
やかましい音を聞いている時には声が大きくなる現象（Lombard現象，1911）を利用したものである。両側ろうの時には両側耳に同時に，一側ろうの時には健側耳に約70～80dBの雑音を与えながら文章を朗読させる。詐聴があれば声が前者では大きくなり，後者の場合には声は大きくならない。

d 緩速語音聴取法
被検者に文章を読ませながらその声を録音し，ただちに約0.2msec遅らせて再生聴取させると，発声者は自声聴覚による制御ができなくなり，話声の大きさが増強したり吃ったりする。朗読よりも暗誦の方が効果がはっきり出る。

e　自記オージオメトリー

自記オージオメトリーの記録の途中で10dB検査音を強くすると真の閾値を示している場合，記録も忠実に10dB低下する．詐聴の場合は音が強くなったことがわかっても，これにともなってちょうど10dBだけ記録を変化させることは困難である．また持続音記録が断続音記録より良いレベルでとられるJerger分類のⅤ型を示す．

f　他覚的聴力検査による方法

前記種々の検査法を行う．

Ⅵ．鑑別診断

1．耳　漏

外耳道から排泄される分泌物で外耳あるいは中耳疾患に随伴する．

a) 耳　垢
耳垢が異常に軟らかい場合．

b) 漿液性
外耳道湿疹，びまん性外耳道炎，急性中耳炎の初期にみられる．

c) 粘液性
慢性カタル性中耳炎，ムコーズス中耳炎．

d) 膿　性
外耳道癤，慢性化膿性中耳炎，上鼓室化膿症．

e) 悪臭をともなう耳漏
真珠腫性中耳炎，中耳結核，腫瘍，外耳道異物．

f) 血　性
インフルエンザ中耳炎，聴器腫瘍，外傷．

g) 髄液漏
頭部外傷（頭蓋底骨折など）．

h) 耳漏分泌増量
耳漏が増量する場合は慢性中耳炎の急性増悪時に多いが，乳突洞，蜂巣からの分泌もあると考えてよく，特に拍動性の大量の耳漏の場合，頭蓋内合併症も考慮に入れなければならない．

2．耳　鳴（tinnitus）

外界から音の刺激がないのにかかわらず，耳周囲，耳内に音を感ずる場合を耳鳴（狭義の耳鳴）といい，頭蓋内に感じるのを頭鳴という．後者もいわゆる耳鳴に入れられる．

a 広義の耳鳴

音源が患者の体内に見出される場合で、血管の拍動音、耳小骨筋や軟口蓋筋などの収縮音による場合、外耳道異物や中耳腔貯留液の移動音など。この中には他人も聴取し得る他覚的耳鳴が入っている。

b 自覚的耳鳴

患者のみが感ずる耳鳴であり、連続的、断続的、高調、低調、拍動性などがあり、患者はセミの鳴くような音ジーンジーンとか、高調音キーン、キーンとか訴える。

種々の耳疾患に耳鳴は随伴する。すなわち外耳性、中耳性、耳管性、内耳性、聴神経性、中枢性耳鳴に細分される。一方、全身性疾患に原因する耳鳴があり、循環障害、物質代謝障害、栄養障害、神経系疾患、内分泌失調など数多く挙げられる。以上のほかに他覚的に異常を認めない場合もある。

一側性耳鳴、低音性耳鳴は伝音性耳鳴に多く、両側性耳鳴、高音性耳鳴は感音性耳鳴に多い。

耳管性耳鳴、伝音性耳鳴は急に発症することが多く、アミノ配糖体系薬物中毒耳（感音性耳鳴）では徐々に発症することが多い。

難聴の程度や聴力型と耳鳴の発現率、程度とは優位の関係は見出されていない。難聴のない耳鳴も存在する（無難聴性耳鳴）。

c 耳鳴検査

現在一般に行われている耳鳴の検査（評価）法には、①自覚的表現による評価、②ピッチマッチ法、③ラウドネスバランス法、④マスキング法の4つが挙げられる。①の自覚的表現法は患者の表現する擬声語的音の種類、大きさ、間隔、変動などを聞き出すことで約30語選ばれている。その中で、キー、ゴー、ジーが多く、ついでシー、ピー、サーの順に少なくなっている。この自覚的表現法による伝音難聴と感音難聴における耳鳴の差はないといわれる。②のピッチマッチ法は耳鳴と同じ周波数の音、同じピッチに聞こえる音を探る方法である。この場合、音の強さが変わるとピッチ感が変わるので、音の大きさをバランスさせてラウドネスを大体同じにしながらピッチを求める必要がある。よって②と③は同時に行われることが多い。原則として純音聴力検査を行った後、純音オージオメータ、あるいは自記オージオメータを使用し純音、帯域雑音、白色雑音で聴力の各周波数閾値上10～15dBの大きさの連続音で耳鳴に近いピッチを求める。ピッチが同定されたらその周波数音でラウドネスをバランスさせる。④のマスキング法は純音あるいは帯域雑音を患耳に聞かせて耳鳴が聞こえなくなる点を求め純音オージオグラムに記載する方法であり、これで耳鳴の周波数と大きさを判断する。

以上のようにして検査された耳鳴はその輪郭は明らかにされるが、治療には一般に使用されている内耳性難聴に対する種々の薬物療法が主流を占めている。これによる治療効果は対象および使用薬物によって差はあるが、平均50～60％の有効率であり、患者に失望を与えることも少なくない現状である。これ以外に高圧酸素療法、耳鳴類似周波数の帯域雑音を閾値上10～15dB、数分間負荷する雑音負荷療法、および2％静注用キシロカイン2～3mlを20％ブドウ糖20mlに希釈して1～2分で静注するキシロカイン静注法などが現在行われている耳鳴治療法である。これらは一時的に耳鳴が消失することがあっても永久的でないことが大部分である。しかし、一時的にでも耳鳴がなくなることは患者にとって大きな希望をもたらす方法として有用である（第6章Ⅲ，8参照）。

表12. 伝音難聴，内耳性難聴および後迷路性難聴の鑑別診断

		伝音難聴	内耳性難聴	後迷路性難聴
音叉	ウェーバー リンネ シュワバッハ	患側に偏す (−) 正常または延長	健側に偏す (+) 短縮	健側に偏す (+) 短縮
気導聴力		60dBを超えない	骨導と同程度低下	骨導と同程度低下
骨導聴力		聴力損失なし,時には正常より良好	気導と同様種々のレベルに低下	気導と同様種々のレベルに低下
多くみられる聴力型		水平型 漸傾型 低音障害型	漸傾型 急墜型 ディップ型 時には低音障害型	漸傾型 急墜型 時には低音障害型
レクルイートメント バランステスト DL検査 SISI検査 Bèkésy振幅		(−) (−) 正常値 30%以下 正常	(+) (+) 減少 60%以上 縮小	(−) (−) 正常,時に増大 30%以下 正常
一過性閾値上昇(TTS)		なし	時に5〜20dBの上昇あり	上昇あり, 40〜50dB以上におよぶことあり
語音弁別損失		なし	聴力損失に応じてあり	あり
Jerger検査		I 型	II 型	III, IV 型
歪語音検査		(−)	(−)	歪語音明瞭度低下
両耳聴検査		(−)	(−)	両耳合成能悪化

3. 難聴

各種聴力検査（他覚的検査を除く）による障害部位診断を表12に示す。

VII. X線，CT，MRIおよびPET検査

耳疾患の診断，治療，予後の判定にX線，CT検査，MRI検査およびPETは非常に重要である。X線検査には，その撮影に単純のほか拡大撮影，断層撮影などがあり，必要に応じて使用される。側頭骨は狭い部位に多くの重要な組織が含まれているので，他部位の像よりもその読影が困難であるが，その解剖を熟知の上正常像をよく理解し，その上で病像である骨破壊，融解，硬化，各組織の形態，含気蜂巣の発育の状態などを観察する。正常側頭骨にも個体差があるので，一側のみ疾患がある場合でも必ず反対側の像と比較すべきである[35)〜43)]。

1. 単純撮影

単純撮影の方向には，Schüller法，Sonnenkalb法，Stenverse法，Mayer法，Guillen法，Chausse法などがその目的に応じて使用されるが，現在多くは前三者が使用される。

Schüller法，Sonnenkalb法は側頭骨のほぼ側面像であり，乳突部，鼓室，S状静脈洞，中頭蓋底，鱗部，顎関節などの観察に有用である。

Stenverse法は多くは内耳道の疾患の有無に用いられるが，その他内耳，錐体部，乳様突起尖端部も観察できる。

2．断層撮影

副鼻腔，喉頭よりも側頭骨内各組織は微細であるのでその断層切断距離も1～2mmでなされる。撮影においても他臓器に用いられる管球とフィルムの動きが直線で移動するいわゆるlinear tomographyでは被写体が管球の動きの方向に長く引き延ばされるので側頭骨には不適当であり，hypocycloidalやクローバ型に同調して移動する方法がとられる。

撮影方向は前頭面，矢状面，仰臥位で被検耳の方向に20°傾いた斜位，水平面あるいはStenverse法の面で撮影する方法がとられるが，解剖学的特徴の理解が容易である前二者が一般に使用される。

a 側面像

個体差はあるが一般に成人では骨部外耳道は外耳道孔より1.5～2.5cm，鼓室は2.5～3cm，前庭，蝸牛，半規管の大部分は3～4cm，内耳道は4～5cmの部に入る。

図92は鼓室内耳小骨を中心とした像であるが，ツチ骨，キヌタ骨がみられる。

この断面では鼓室上壁がよく判明する。外耳道後壁内で顔面神経管の主として垂直部がみられる。前方に外耳道前部，顎関節部および下顎突起がある。これよりやや内側では，前（上）半規管，外側（水平）半規管，鼓室岬，下鼓室がみられる。さらに内側で蝸牛や内耳道を通る断面では，中央に蝸牛，前庭，前下部に内頸動脈管，後下部に頸静脈孔がみられる。

b 前頭面像

この方向では外耳道，上鼓室，耳小骨，蝸牛，正円窓，卵円窓，前庭半規管および内耳道がよく判

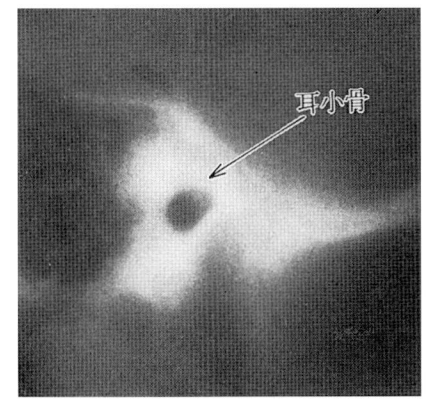

図92．側頭骨側面断層像
鼓室内耳小骨がわかる。

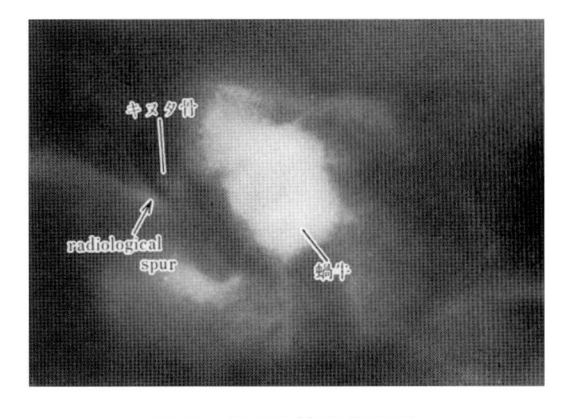

図93．側頭骨断層前頭面像

別する。ゆえにこの像は外耳道閉塞，外中耳腫瘍，仮性真珠腫，耳小骨の状態，聴神経腫瘍，側頭骨骨折などの診断に特に有効である。

　図93は外耳道やや前部の面での断層像である。外耳道，上鼓室，中，下鼓室が明瞭に認められる。キヌタ骨が上鼓室に存在する。外耳道上壁内側と上鼓室外側下部の移行部を radiological spur といわれる。真珠腫の場合にはこの spur は早期に破壊されることが多く，診断上この像は有用である。鼓室の内側は蝸牛上・中回転がみられる。時にはこの上部に顔面神経管が区別できる。前庭より上部に水平および前半規管が判明する。

3. コンピュータ断層撮影（CT-スキャン）

　CT-スキャンはある断層面における生体組織のX線吸収率の分布を画像として表示するものである。通常のX線写真は骨，空気，軟部組織と水の3段階を識別できないのに対し，CT像では水と軟部組織，脂肪などが区別できる。

　撮影は主に軸位 coronal scan でとられるが，顔面正位 axial scan でもとられる。特に側頭骨では鼓室上壁，耳小骨，真珠腫の進展範囲などがCT-スキャンで明瞭に現れる（図94，図95）。一方，通常のCT-スキャンのみでは病変部と健常部とのX線吸収率の差がきわめて小さいか，あるいはまったく認められない場合もあり，このような差を検出するために，ヨード造影剤などを投与して病変部組織のX線吸収率を高め，両組織間のX線吸収率の差を強調する方法もとられる（造影増強 contrast enhancement）。

　近年螺旋状スキャンを行うことで連続したボリュームデータを収集し，三次元画像を構築することのできるヘリカルスキャンCTが開発された。さらに，多数複数列の検出器を搭載し，1スキャンで4スライスを撮影することのできるマルチスライススキャンCTも実用化されるようになった。

4. MRI（磁気共鳴画像）

　臨床的にMRIの特徴は，中枢神経を例にとると，脳白質と灰白質のコントラストが良く，CTと比較すると脳溝像がより明瞭に認められることである。第2には，MRIは水素原子密度だけでなく，緩和時間（T_1，T_2）をも反映した画像であるから，X線CTと比べ各種病変をより高感度で描出できる。第3に，MRIでは骨からのアーチファクトがないので，骨に囲まれた脳幹や脊髄が良好に描出される。第4に，MRIでは患者に無理な体位を強いることなく横断像，冠状断像が直接，容易に得ることができる。矢状断像は脳の正中病変や脊髄病変の抽出に有用である。しかし，MRIにも，検査時間が長い，石灰巣の描出が困難，人工内耳や心ペースメーカーを内蔵している人の検査ができないなどの，検査対象が制限される，などの短所がある。耳科領域では特に腫瘍や聴神経の病変の診断に有用である。

5. PET（positron emission tomography）

　PETとはポジトロン（陽電子）を放出するアイソトープ（ポジトロン放出核種）で標識された薬剤

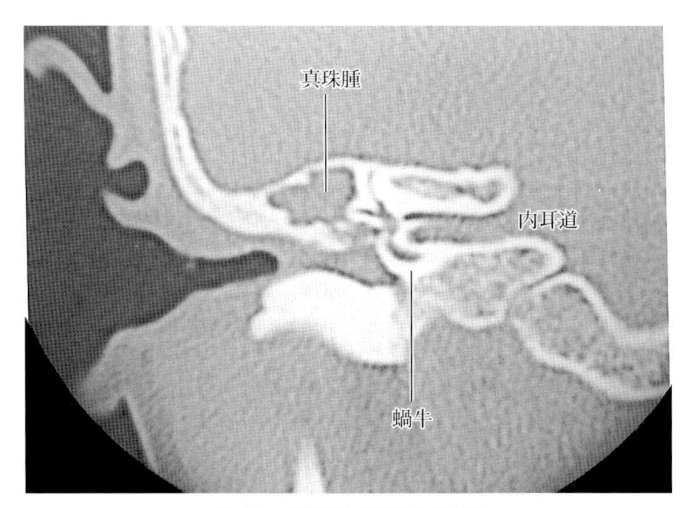

図 94. 側頭骨前頭面 CT 像
真珠腫症例

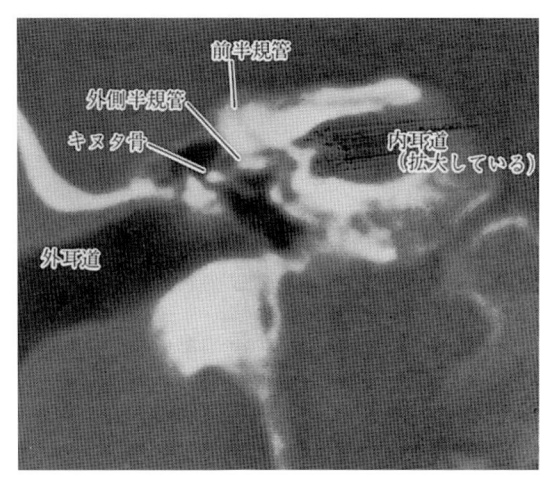

図 95. 側頭骨前頭面 CT 像
聴神経腫瘍症例

を投与し，その体内分布をPET装置を用いて映像化する診断法である．ポジトロン放出核種には^{11}C，^{13}N，^{15}O，^{18}Fなどが主に使用され，これらは目的に応じて種々の化合物に標識されてPET検査に使用される．

ポジトロン放出核種で標識された化合物を体内に投与して，脳や心臓などの目的とする部位での放射能の変化をPET装置で計測することにより，使用した放射性化合物の種類に応じて検査部位の種々の機能を定量的に知ることができる．

悪性腫瘍ではグルコース代謝，アミノ酸代謝，核酸代謝などが亢進している．PETではこれら代謝機能や血流を定量化することが可能である．グルコース代謝の指標として2-〔^{18}F〕fluoro-2-deoxy-D-glucose（FDG）を使用することが多い（FDG-PET）．

これらが頭頸部領域の腫瘍の悪性度や進展度の診断，治療効果や予後の判定の指標となる場合が多い．

第6章 治 療

I. 外耳疾患に対して

外耳道を狭窄あるいは閉塞する場合に伝音難聴が生ずるが,この場合,異物があればそれを除去する。先天的な狭窄や閉塞の場合は,これを手術的に拡大,外耳道を形成する。

II. 中耳疾患に対して

1. 鼓膜穿孔

穿孔部辺縁を10％硝酸銀,三塩化酢酸などで腐蝕し,再生を促す。これによって閉鎖しない場合は,手術的に鼓膜形成術を行う。これには,鼓膜の表皮層下に,側頭筋膜の自家移植を行う術式がすぐれている[1), 2)]。

2. 滲出性中耳炎,耳管狭窄症

急性の場合は,保存的療法で治癒しやすい。慢性の場合には,かなり長期間の加療が必要である。
a) 治療方針
耳管の通気性を確保するとともに貯留液の排膿を促進し,中耳腔内粘膜病変の保存的治療が主となり,次述の方法が組み合わせて行われる[2)]。
b) 原因療法
アデノイド,口蓋扁桃摘出あるいは,耳管咽頭開口部周囲リンパ組織の除去,および鼻副鼻腔疾患,気道,上咽頭の炎症への処置を行う。
c) 通気療法
耳管通気および耳管,鼓室内への薬剤（ステロイド薬）の噴霧,注入を行う。
d) 耳管,鼓室内への薬物療法
中耳内粘膜,耳管および鼻咽頭気道粘膜の炎症性病変の除去のため消炎酵素剤,時には抗生物質を全身的に使用し,アレルギー関与のある場合には抗ヒスタミン薬,ステロイド薬も有効である。
e) 手術的療法
(1) 鼓膜穿刺あるいは切開を行い,貯留液を吸引し,ステロイド薬を鼓室内に注入する。
(2) チュービング:1954年Armstrong[3)]が発表して以来一般化され,特に難治性の例に有効である。鼓膜切開を加えテフロンあるいはポリエチレン製チューブ（長さ約3〜5mm）を挿入する（図96）。

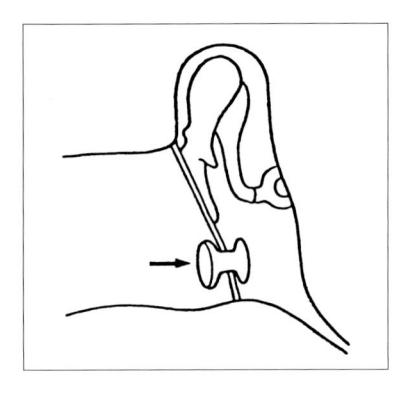

図96. 鼓室内ポリエチレンチューブ挿入図

留置期間中は特に感染が起こらないよう細心の注意が必要である．症例により異なるが，3週間から3ヵ月間留置する[4]．

(3) 乳様突起削開術：長期間の上記療法でも難治例，青色鼓膜，特にX線像で乳様蜂巣の病変高度例に対し，乳様突起削開術を行い，創部よりポリエチレン製チューブにより排液する．

3. 急性中耳炎

　一般療法として心身の安静，原因的療法に対して，鼻咽頭の局所処置を行う．化学療法および抗生物質，消炎酵素薬，消炎鎮痛薬を投与する．治癒が遷延する際は，耳漏の細菌感受性，同定検索を行い，抗生物質を選択する．鼓膜発赤，膨隆，高度の耳痛，頭痛，高熱をともなう，すでに鼓膜穿孔あるも小さくて排膿不完全，中耳カタルで鼓室内貯留液が容易に吸収されない，などの場合は，鼓膜切開を行い，局所の分泌物を吸引などで清掃した後，抗生物質（ステロイド薬の添加が成績良好である）を点耳する．使用する抗生物質は，内耳毒性のあるアミノ配糖体系薬物などを避けることが望ましい．化膿期で排膿の多い場合，1日に2～3回この操作を繰り返す．排膿が軽快すると点耳を中止し乾燥療法を行う．
　炎症が消褪の後，耳管通気を行い聴力改善を計る．以上の処置が不十分であると弱い炎症を残してカタル性中耳炎に移行したり，菌が耐性をおびて，いったん鼓膜所見が好転し治癒したかにみえても急に乳様突起炎，錐体尖端炎などおこす，いわゆる陰蔽作用のことがあるので注意すべきである[4]．

4. 慢性中耳炎

a) 保存的治療

　鼻，副鼻腔疾患，アデノイドなどが原因と考えられる疾患の治療をし，耳管機能を良好にする．
　局所的には，耳漏がある場合，頻回に耳漏の除去の後，抗生物質の点耳を行う．耳漏の細菌の感受性検査により，抗生物質を選択採用する．長期間使用の場合，菌交代現象が生ずる場合があるので，軽快しない場合は特に細菌検査が必要である．点耳薬にステロイド薬を添加すると，消炎作用が増強されるとともに外耳道皮膚炎などの副作用防止に有効である．これら点耳した薬剤を中耳腔内に多く到達させるためには点耳後ポリツエル球で外耳道に陽圧を加えると良い（逆通気療法）．耳漏が消失

した場合は点耳を中止し，硼酸末や抗生物質の粉末を散布し，いわゆる乾燥療法を行う[5]。

外耳道に肉芽，ポリープのある場合は耳用寒冷蹄や鉗子で切除する。

以上の保存療法で耳漏の消失しない場合，あるいは真珠腫のある場合，これらの病巣は手術的に除去しなければならない。

b）手術的療法

中耳病変の種類によって種々の手術的療法がとられる。この場合病変の除去のみでなく，聴力改善のための鼓室形成術が多く応用される。

手術は，耳内法，耳後法，いずれかがとられ，耳小骨の連鎖再建法は，病例により，あるいは，術者により，種々の方法がとられるが，Wullsteinの基本型が，その分類の基本とされる。すなわち，Ⅰ型，ツチ，キヌタ，アブミ骨の3耳小骨保存，Ⅱ型，アブミ骨とツチあるいはキヌタ骨保存，Ⅲ型，アブミ骨の機能が正常の場合，これを保存，あるいは，アブミ骨脚の異常あるいは消失の場合，乳突部や他の耳小骨などの骨片あるいは，人工物質（TORP，CORPなど）をコルメラとする。Ⅳ型，全耳小骨消失の場合，Ⅴ型，アブミ骨底の固定されている時，別に新しく外側半規管に開窓して，正円窓との間に音圧差を作る[6]～[11]（図97）。

単純性化膿性中耳炎の場合は，1次的にこれら鼓室形成術が行われるが，真珠腫の場合は，まず真珠腫の完全除去，消炎のための手術を行い，約6ヵ月後，2次的に鼓室形成術を行うこともある。

外耳道後壁を保存する方法が一般的にとられるが，高度の真珠腫の存在する場合，その進展範囲にもよるが，再発率，あるいは，その際の再手術，合併症など患者の負担を考え，著者は，外耳道後壁を除去し，病巣を全除去することを優先している。

5．耳硬化症

白人に多い。アブミ骨を除去し，これに人工の代用アブミ骨を開放された前庭窓とキヌタ骨の間に留置する（スタペデクトミー stapedectomy）。

代用アブミ骨として，術中にゼルフォームまたは，耳珠脂肪をつけて作製するが，種々の既成品も利用される（図98）。アブミ骨底を全除去せず，そこに小穿孔を作成し，コルメラを留置する方法も行われ，好成績を得られている[8]。

Ⅲ．内耳疾患に対して

内耳性難聴の病態は，第4章のⅢで述べたように多彩であるので，その病変の部位，程度によって予後は大きく左右される。感覚細胞や神経線維，終末の高度の変性，あるいは，消失の場合その部位への薬物療法は無効であるが，遺残している感覚細胞，神経の保存には有効である。血管条の病変による難聴の場合には，可逆性である場合が多いので予後は良好である。ただし，この場合にも放置しておくとその病変は進行し不可逆性となるとともに，ラセン器変性も加わるので漸次予後は不良となる。

いずれにしても，発症して早期の治療がもっとも重要である。一方，発症原因の判明している疾患では，その予防が重要である。この原因が単一でなく複合して作用する場合，たとえば，アミノ配糖

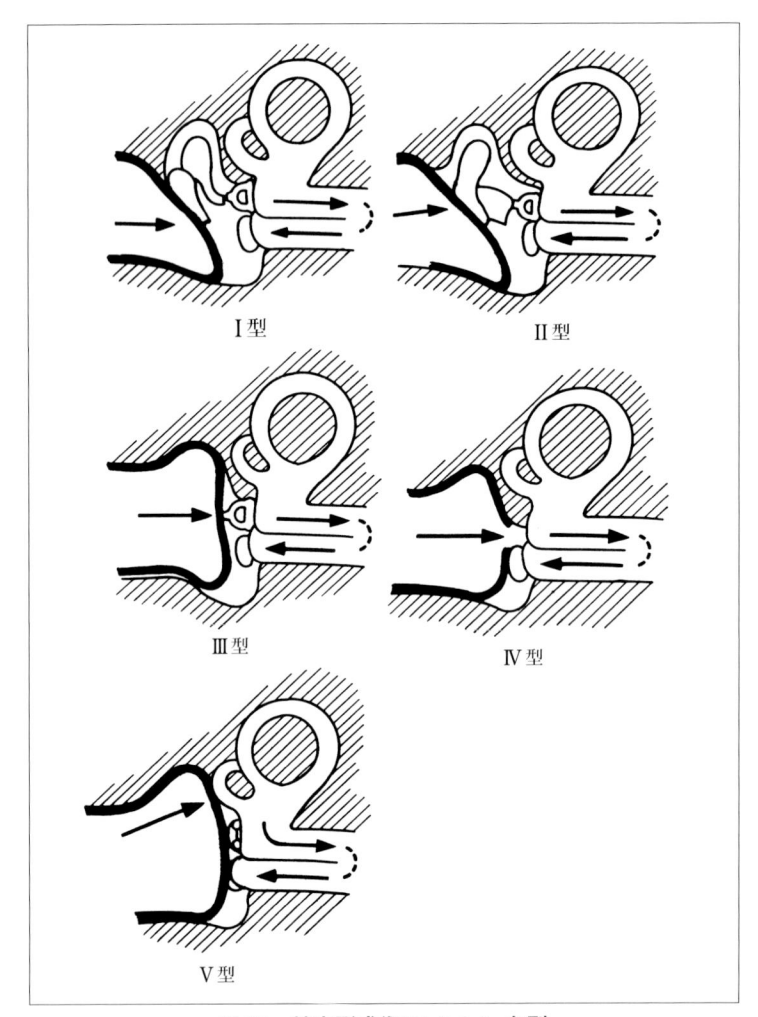

図97. 鼓室形成術 Wullstein 各型

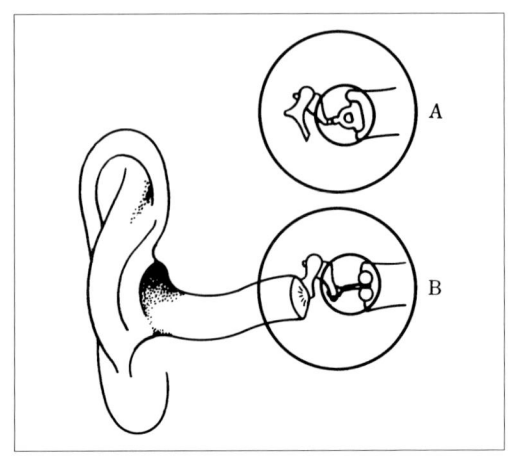

図98. 耳硬化症に対するスタペデクトミー[4]
硬化したアブミ骨を切除し,ワイヤー,
ゼルフォームの代用アブミ骨を挿入する。

体薬物とループ利尿薬の併用投与，あるいは聴器毒性薬物使用中の騒音職場での仕事などは特に避けるべきである．次に，一般的な治療法とともに特殊な治療を述べる．

1. 代謝賦活

蝸牛各組織の代謝障害を改善するためにビタミンB複合剤（ノイロビタン®，ビタメジン®，アリナミン®など），ビタミンB_{12}（メチコバール®），ATP剤などを長期間内服，あるいは短期大量静注を行う．

2. 血流改善

血流障害によると考えられる症例，あるいは上記代謝賦活剤の多量内耳への移行を考え，これらと血管拡張剤として循環ホルモン薬（カリクレイン®など）やニコチン酸などが併用される．

頸部交感神経節遮断術，内耳血管拡張の目的で1％キシロカイン5～10mlを週2～3回，計10～15回，星状神経節に注射する．抗sludging薬，低分子デキストランの点滴静注，ウロキナーゼ静注が血管内病変を除去して末梢血流改善をはかるために使用される．

3. 副腎皮質ステロイド薬

難聴の発症早期，あるいは急性増悪期に内服，あるいは静注でステロイド薬が使用される．この作用機序は，まだ十分に解明されていないが，三大栄養素の代謝の酵素系への関与，抗炎症作用，抗アレルギー作用などが有効であると考えられる，もっとも有効な薬剤である．しかし長期連用は副作用のため避けねばならない．一方ウイルス感染によると考えられる場合はステロイド薬の免疫抑制作用などを考慮して慎重に投与すべきである．

4. 高気圧酸素療法

この治療法は，血流改善で得られるのと同じ効果を血流改善によらないで直接的に獲得しようとする方法である．換言すると血流減少があっても血中溶解酸素を増量させれば低酸素状態が改善されることを意図している．

三宅ら[12]は，広い治療室で空気加圧（2.0～2.5絶対気圧）加湿純酸素吸入（1分間12～15l）60分を1回の治療とし，連日7～20回施行している．

5. ループ利尿薬療法（L-V療法）

可逆的な蝸牛諸組織の変性の時期に物質代謝改善剤などを高濃度に内耳に移行させる手段が必要であることは理論的に考えられる．著者は，ループ利尿薬がカナマイシン（KM）耳毒性を増加させることにヒントを得，代謝改善剤などを高濃度に内耳に移行させる手段としてこの薬物の応用を考えた[13]．

種々の基礎的実験によりフロセミド（ラシックス®）は血管条の機能を変化させる作用があるが一過性で恒久的でないこと，しかし，薬物を内耳液内に移行を容易にすることが裏付けられたので臨床への応用を試みた結果，非常に良い効果が得られたので次に紹介する。使用する薬物は，活性ビタミン B_1 200mg，B_{12} 1,000μg，チオクト酸 50mg，パントテン酸 200mg を生食水 100ml に溶解点滴静注する。開始約10分後にラシックス® 20mg を点滴内に注入静注を続ける。この投与は，週2～3回行う。症例によってはATP，リンデロンも併用する。ラシックス® 20mg は可逆性であるが，難聴やアミノ配糖体薬との併用で非可逆性難聴発症の可能性があるので，必要最小限の量である。一方，ラシックス® 20mg1回投与でヒト内リンパ水腫の軽減を利用してのフロセミドテストはメニエール病の診断に一般に利用されているが，この量は水腫の軽減にも役立つ（表13）。

本療法を施行した初期の症例を表14に示す。図99は突発性難聴に対する従来の一般療法と本療法（L-V療法）との治療効果の比較を示す。

表13. ループ利尿薬利用による内耳性難聴の治療法（L-V療法）

生食水　100ml		
メチコバール®　（Vit B_{12}）　500μg×2		必要に応じてステロイド薬
ヌトラーゼ®　（活性 Vit B_1）　100mg×2	＋	（リンデロン4mg）
チオクタン®　（チオクト酸）　25mg×2		
パントール®　（パントテン酸）　100mg×2		
点滴静注にて1/3に内容量が減った時点で（およそ約10分前後）でラシックス® 20mg/1Aを点滴内に入れる。		

表14. 症例

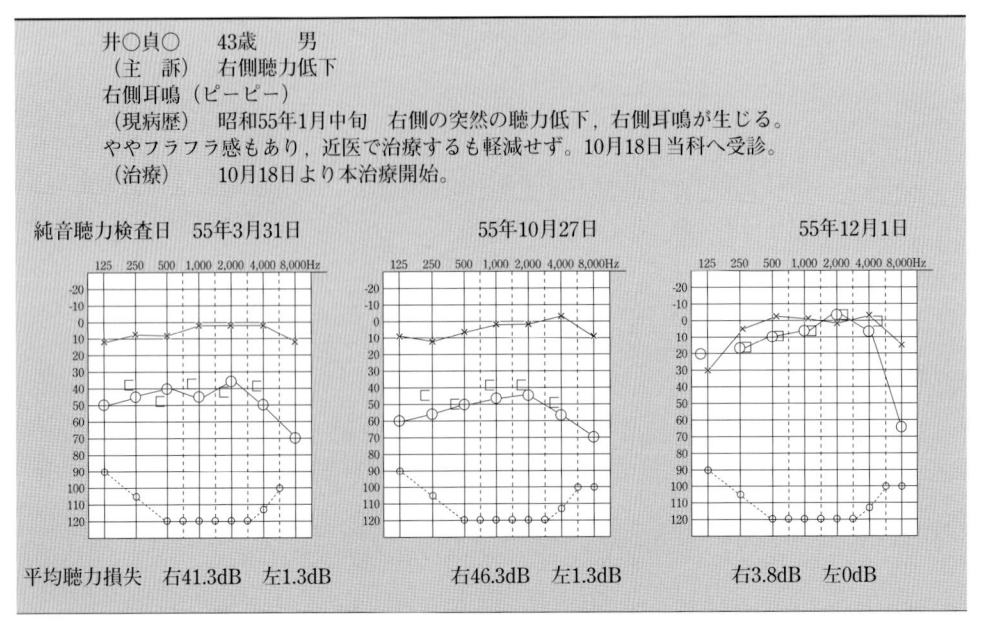

井○貞○　　43歳　男
（主　訴）　右側聴力低下
　　　　　　右側耳鳴（ピーピー）
（現病歴）　昭和55年1月中旬　右側の突然の聴力低下，右側耳鳴が生じる。
　　　　　　ややフラフラ感もあり，近医で治療するも軽減せず。10月18日当科へ受診。
（治療）　　10月18日より本治療開始。

純音聴力検査日　55年3月31日　　　　　55年10月27日　　　　　55年12月1日

平均聴力損失　右41.3dB　左1.3dB　　　右46.3dB　左1.3dB　　　右3.8dB　左0dB

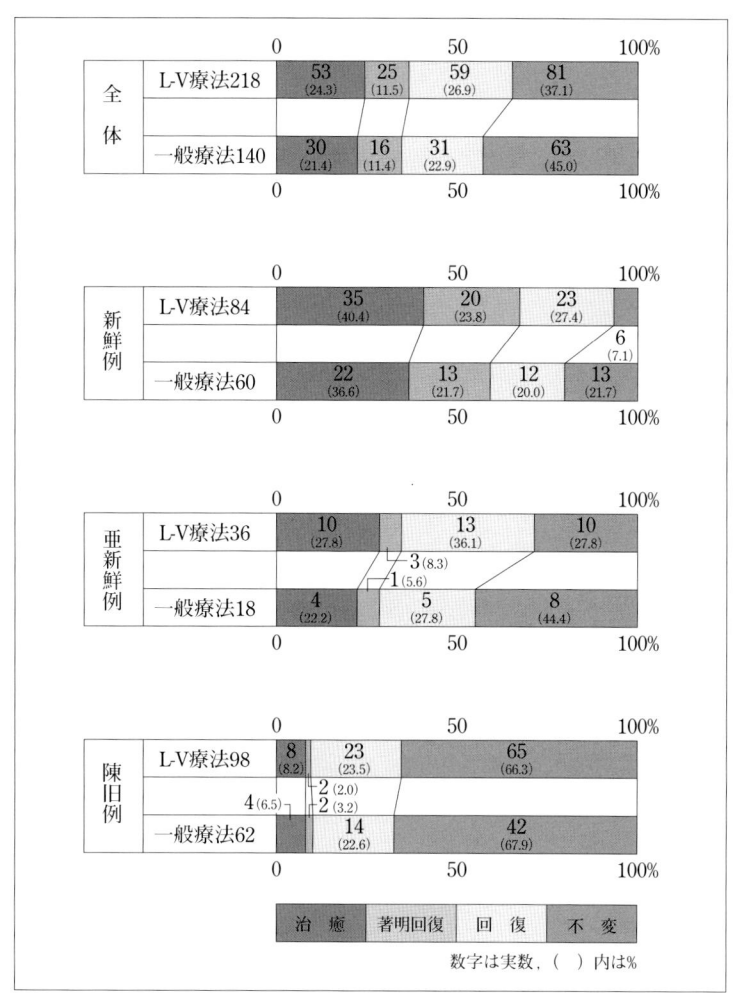

図99. 突発性難聴の治療までの期間と効果

6. 中耳試験開放術

鼻をかんだあと,航空機旅行後などに急に発症した場合,特に頭位変化によりめまいを訴える例では,正円窓破裂が疑われるので,発症1〜2週後も聴力改善がみられなければ,中耳腔試験開放を行い,正円窓,卵円窓を観察し,外リンパの漏出を認めれば,筋膜を漏出部にあて,ゼルフォームで圧迫する[14]。

7. その他

めまいをともなわない突発性難聴に対してアミドトリゾアート(76％ウログラフィン)1〜2mlの連日静注が有効の場合がある[15]。

超短波療法が有効という報告もある。

8. 耳鳴に対して

難聴には耳鳴が随伴している場合も多いので前記治療が有効であるが，それ以外に抗不安薬，抗うつ薬，漢方薬などの内服，ステロイド薬の鼓室内注入，キシロカイン静注，マスカー療法，耳への電気刺激，心理療法，バイオフィードバック法，tinnitus retraining therapy（TRT），鍼・灸などの東洋医学的療法が行われる。

a　キシロカイン静注療法

体重1kg当たりほぼ1mgに相当するキシロカイン（たとえば2％3ml）を20％ブドウ糖にうすめて，仰臥位で普通の速度で静注する。注射終了時に耳鳴はほとんど消失ないし著減し，多くは1時間くらいこの状態が続くが1～4日間軽快している例もある。反復使用も可。ショックなどの副作用は認めていない。

まったく不変だった耳鳴も変わり得ることを体験させ，治療への希望を抱かせることができる[16]。

b　マスカー療法

耳鳴は外来音により遮蔽される。遮蔽音の条件は，耳鳴に比して快適である，長時間聴取しても疲れない，音として自覚されない，無意味音である，音圧としては自覚閾値に近く耳鳴を遮蔽する一定音圧が得られるなどである[17]。マスカーといわれる専用の耳鳴遮蔽用の装置を用いる。使用する遮蔽音はピッチマッチ法で得られた周波数にもっとも近い帯域雑音を用い，遮蔽できるもっとも小さい音圧にする。効果は70％前後である[18]。同様な原理で音の発生装置としてシンセサイザーを用いることも行われており，より耳鳴に近い音を遮蔽音として用いることができるため，音圧をより小さくでき同じ効果が得られる[19],[20]。

c　TRT（tinnitus retraining therapy）

耳鳴に対して順応させる事を目的にしており，音治療のノイズの発生源としてノイズジェネレーターが使われる。主に耳鳴が消えない大きさのホワイトノイズを6時間以上使用する。その効果の発現には数ヵ月が必要であるが，永続的に持続する事が多い[21],[22]。

d　大後頭神経ブロック法

外後頭隆起の外側2.5cm付近で圧痛のもっとも強い点に2％カルボカイン3～5mlを注入する。エピネフリンは混じない方がよい。

薬効時間（2～3時間）よりブロック効果が長引く場合に効果があり，10回以内で目的を達するものが多く，副障害はほとんどない[16]。

e　鍼治療

太さ32番，30番，長さ1寸5分，5分の中国鍼を用い，新中国の快速針刺激法に準じて，鍼治療も行われる。

耳の周りのツボ：手の谷あい（母指と示指の間）にできるだけ深く刺し，約30分間そのままにしておく（留針）。耳の前のツボに刺すときは口を大きく開かせる（永浜，1974）[16]。

9. 人工内耳（cochlear implant）

ラセン器感覚細胞が全消失しても神経成分が遺残しているろうに対して，正円窓より内耳に電極を挿入し，感覚細胞を通さず直接神経を刺激して音を感じさせる技術（cochlear implant）が開発され，1957年Djournoら[23]によって初めて試みられ，その後，Doyle[24]，Simmons[25]，Michelson[26]，House[27]，Bilger[28]らによって行われ，本邦では1985年第1例が行われた。1994年にコクレア社製22チャンネル人工内耳に対して保険適用が認められてから患者の経済的負担は大幅に軽減され，年間の手術件数はそれ以降急速に増加した。2000年にはクラリオン社製人工内耳にも保険適用が認められた。2000年には416例の手術が行われ，患者総数は2000年12月までに1900人に達した。また実施施設も62施設まで増加した。

わが国では，これまで18歳以下の小児の占める比率は約10％であり，他国で小児が30～50％を占めるのと大きく異なっていたが，最近は小児の占める率が増加している。2000年には416例中148例（35.6％）と小児の占める比率が高くなっている。

対象者は，感音難聴のうち感覚細胞障害例に対して適用され，蝸牛神経障害には無効である。当初Houseは，18～65歳の間で両側とも95dB以上の高度難聴であり，そのはじまりが言語機能取得以後に起きた例，cochlear implant後に，周波数弁別，言語訓練などに支障となるような精神身体医学的欠陥のないことを適応条件とした。現在はその適応範囲は広げられ，1998年4月に日本耳鼻咽喉科学会で制定された適応の基準として以下のガイドラインがある。

成人例（18歳以上）では①両側90dB以上の高度感音難聴で補聴器の装用効果が少ないもの
小児（2歳～18歳）では①両側100dB以上の高度感音難聴
②十分な期間，補聴器を装用しても音声言語聴取，表出がほとんどみられないもの
③活動性中耳炎や重度の精神発達遅滞は禁忌とする
④十分なリハビリテーションおよび教育支援態勢がえられること

米国では最新の人工内耳適応基準では，小児は1歳以上で補聴効果がないもの，成人は70dB以上でHINT文章テストの成績が50％以下のもの，とわが国よりもゆるやかである。

すでに成人した先天ろうは環境音の聴取には役立つが語音聴取能の改善が乏しい，という点から積極的に手術の対象とされていない。しかし心理学的，行動学的な効果があることは大きく評価されている。

感覚細胞性難聴と神経性難聴の鑑別のためには，局麻下に鼓室岬に刺入した電極を通し，0.3～1.5Vの30～120Hzのサイン波を与え被験者の音の感覚の有無を検索し（electrical promonty testing EPT），この感覚ありが感覚細胞性難聴と判定される。

実際の方法は，電極束を正円窓より鼓室階へ挿入固定する。これに接続されたinduction coilは，耳後部皮下に埋没され，耳後部皮膚上のinduction coilよりの電気刺激を皮膚を通して感受する。刺激装置は，外界の音をマイクロフォンで電気信号に変え，外のinduction coilに接続される（図100，101）。

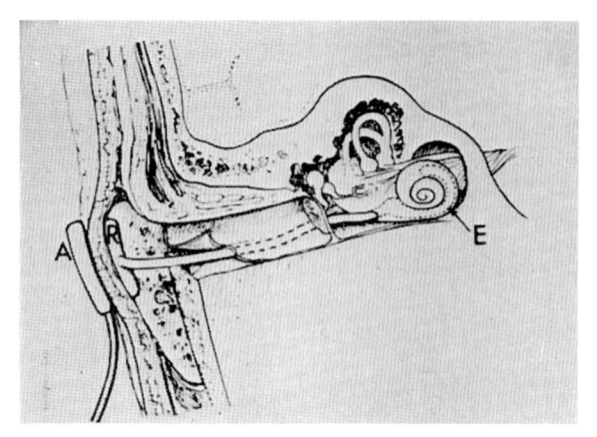

図100.
E：内耳内に挿入された電極　R：レシーバー
A：伝導のアンテナ（Merzenich, R. P., 1971 による）
（初期のシェーマであるが，現在でもその原理は同様である）

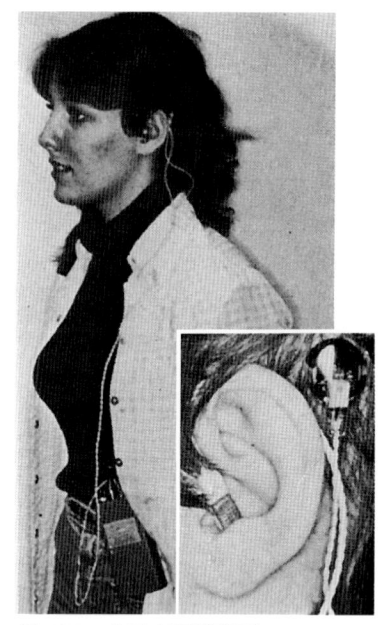

図101.　人工内耳装着図
（Dormer らによる，1981）[29]

　人工内耳の有効性，安全性，生体との適合性については，かなり満足できる段階にあり，すでに内耳性高度難聴に対する有効な外科的治療法としての評価を得ている．耳掛け型のスピーチプロセッサもすでに 2000 年 1 月より保険適応となり，さらなる利便性と成績の改善が期待される．今後は蝸牛軸近接型の電極が主流となろう[30),31)]．

　両側聴神経腫瘍摘出など蝸牛機能が完全に消失している例には蝸牛神経核第 4 脳室外側に刺激電極を移植する方法もある（Multichannel Auditory Brainstem Implant）[32)]（図 102）．

10. 補聴器

　薬物や手術的治療によっても聴力の改善が期待されず，会話に不自由であったり，日常生活に差し支える場合には補聴器に期待しなければならない．
　聴覚障害者は，音が強いほどその音が聞きとりやすい．聴覚障害者が聞きとれないような音を増幅し，拡大した音を外耳道内に直接出すようにするのが補聴器である．補聴器の適応には，眼鏡のように理路整然とした選択基準はなく，難聴の種類，使用環境，使用者の性格，好みなどの要因が適応に関係する．とくに補聴器は感音難聴に用いられることが多く，その適合は困難なことが多いため，適切な増幅調節，装用の工夫，聴能訓練を行う必要がある．
　補聴器は伝音難聴に対してもっともよい適応であり内耳機能が存在するので，増幅された音が耳に送り込まれ，聴力は改善される．感音難聴では，障害周波数域の範囲，程度が一定せず，補充現象も現れるので，補聴効果も劣り，補聴器の適応も困難となる．

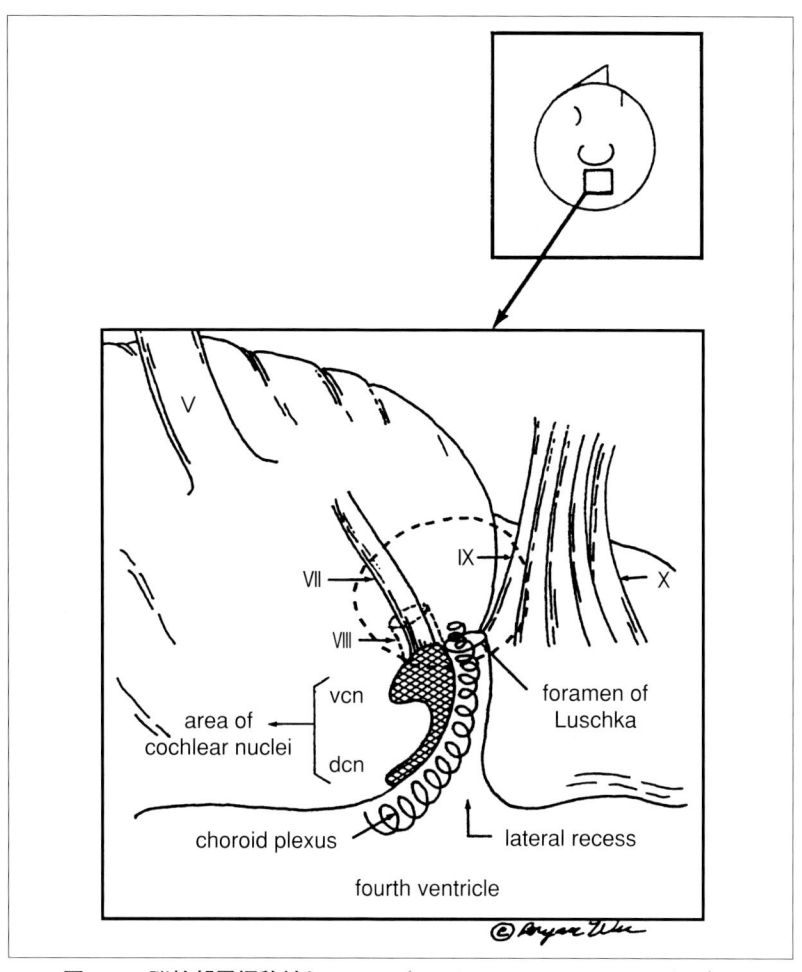

図102. 脳幹部電極移植シェーマ（Brackman DE etc. 1993による）[32]

　難聴の程度による適応のめやすは，平均聴力レベル35dBが補聴器装用対象の最低ラインで，50〜70dBの中等度の難聴で，語音弁別能70％以上ではもっともよい適応となり，70〜90dBの高度難聴で語音弁別能が30〜70％の時は語音聴力の改善は不十分なことが多い。両耳の聴力レベルに差があるときは，両耳装用した方が有効であるが，難聴が比較的軽度の場合は，良耳側に装用する。ただし，一側耳が約45dBで他側耳が50〜70dBの場合は，不良聴耳へ補聴器を装用し，両耳効果で会話を聞いた方がよい。しかし感音難聴の場合，聴力レベルにとらわれず，語音聴力検査にて最高明瞭度のよい耳に装用した方がよい。90dB以上の高度難聴で語音弁別能が30％以下の場合は，聴能訓練の補助手段として有効である。
　補聴器は，目的用途に応じて種々のものが市販され，次のようなものがある（図103）。
①携帯用補聴器（図103）
　　箱型補聴器，耳掛け型補聴器，眼鏡型補聴器，挿耳型補聴器，カスタム（オーダーメイド）補聴器，骨導補聴器，FM補聴器
②聴能訓練用補聴器（個人用卓上補聴器）

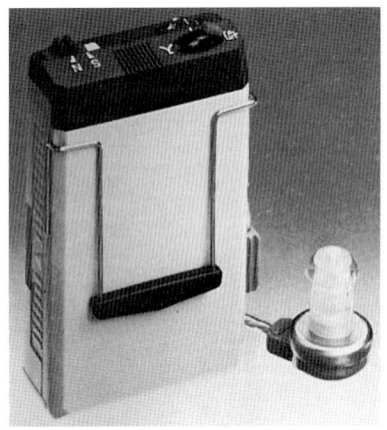

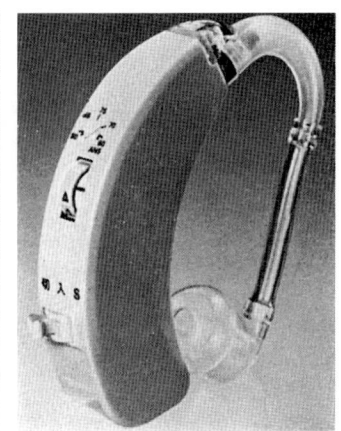

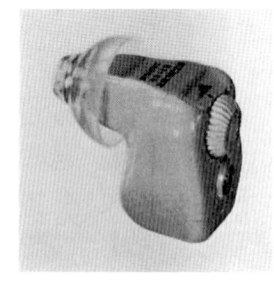

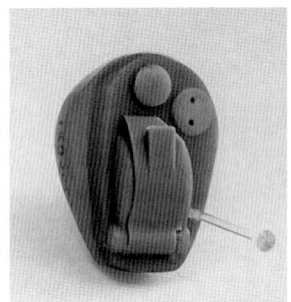

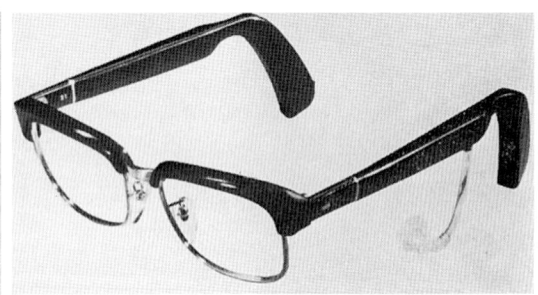

図103A. 個人用補聴器

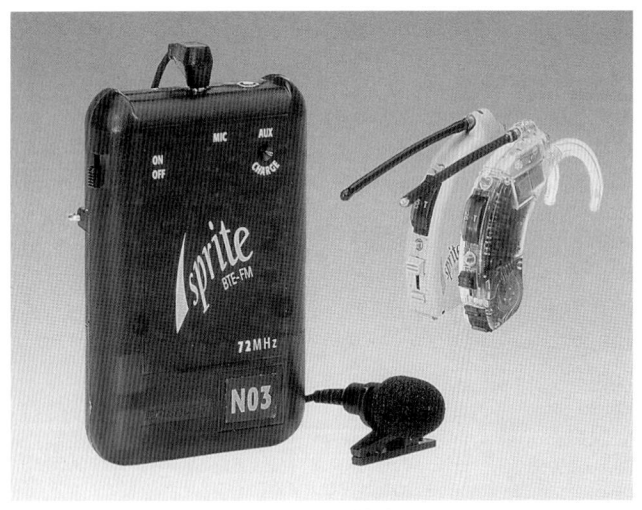

図103B. FM補聴器

③集団補聴器

　補聴器の基本的な構造は，マイクロホン，電気増幅器，イヤホン，電源の4つから成り立っている（図104）。この他に，出力制限装置，周波数切替装置などが内蔵され，ボリュームによる音響利得の調整の他に，最大出力音圧，周波数レスポンスの調整が可能である。マイクロホンに入った音声信号（アナログ）をそのまま増幅し，イヤホンから出力するアナログ補聴器と，音声信号をいったんデジ

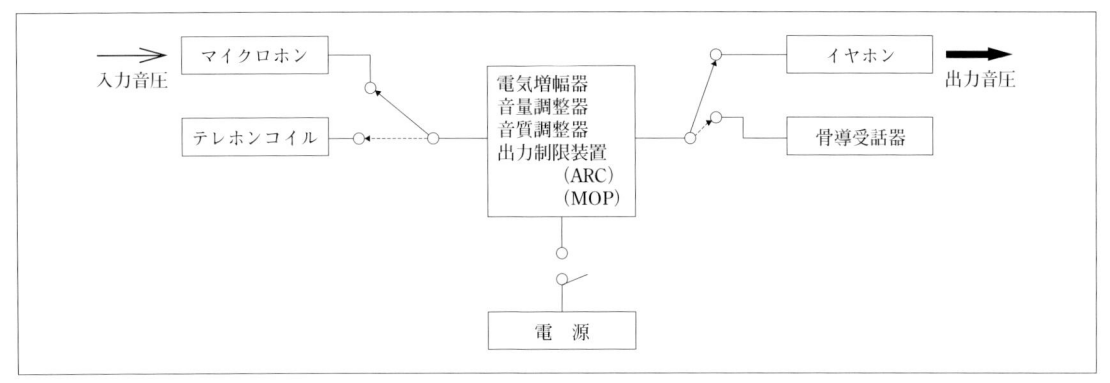

図104. 補聴器の構造模式図

タル信号に変換し，増幅やその他の音声処理を行った後，再び音声信号に変換してイヤホンから出力するデジタル補聴器がある。補充現象のある耳では，ダイナミックレンジが狭く，拡大された音は異常に耳にひびき，不快を感じ，不明瞭となる。出力音圧が不快閾値以上の音にならないように，補充現象の影響を軽減するために，出力制限装置や自動音量調整器が開発され，感音難聴の補聴器適応範囲が広がっている。これには，MOP（Maximam Output Power Control）方式，ARC（Automatic Recruitment Control）方式，AGC（Automatic Gain Control）方式などがある。MOPは，最大出力音圧が不快閾値をこえないように制限し，ARCは，ダイナミックレンジ（語音聴取閾値と語音による不快閾値との幅）の狭い感音難聴に，ダイナミックレンジの広い語音を圧縮して聞かせる。

補聴器の適合には，耳栓の装着に注意する必要がある。耳栓は外耳道にぴったり適合したものを使用する。外耳道に適合していないと音が漏れ，ハウリングの原因となったり，周波数特性に変化をきたす。イヤモールド（ear mold）は各個人の耳介，外耳道の型に合わせて作る耳栓であり，音漏れが少なく，イヤホンの脱落も防げる。また，音孔の形を変えたり，もう1つの孔（ベント）を作ることにより周波数特性に変化を与えることができる。

種々の補聴器の選択法が考案されているが，一般にhalf gain ruleに従って選択される。これは古くから補聴器利得の目安とされている方法で，聴力レベルの1/2程度を補聴器の必要利得とし，これに従って補聴器，イヤホン，耳栓を選択し調整する（図105）。補聴器装用による聴力低下が報告されていることから，補聴器は必要以上に増幅しないことが重要である。最高出力音圧が130dBの音圧では，ラセン器有毛細胞に音響外傷による障害を与える可能性が大きいため，必要以上に音圧を高くしないで使用すべきである（図106）。

適切な補聴器の選択を行っても，難聴者にすぐ適合するような補聴器は少ない。補聴器は聞きたい音以外に，周囲の騒音も増幅するため，うるさく感じたり，音としては聞こえるが，言葉としては聞こえにくいと訴える場合が少なくない。難聴者，とくに高度の難聴者が補聴器を使いこなすためには，補聴器に慣れ，補聴効果をあげる装用指導，聴能訓練が必要である。補聴器の適合は装用指導，聴能訓練が十分行われて，はじめて補聴効果が得られるものである。装用指導，聴能訓練が不十分であると，十分な補聴効果をあげないばかりでなく，補聴器が使用されずに放置されることになる。したがって，補聴効果をあげるためには，長期間の指導，訓練が必要であり，聴能訓練には本人の強い意志と周囲の協力が必要である。

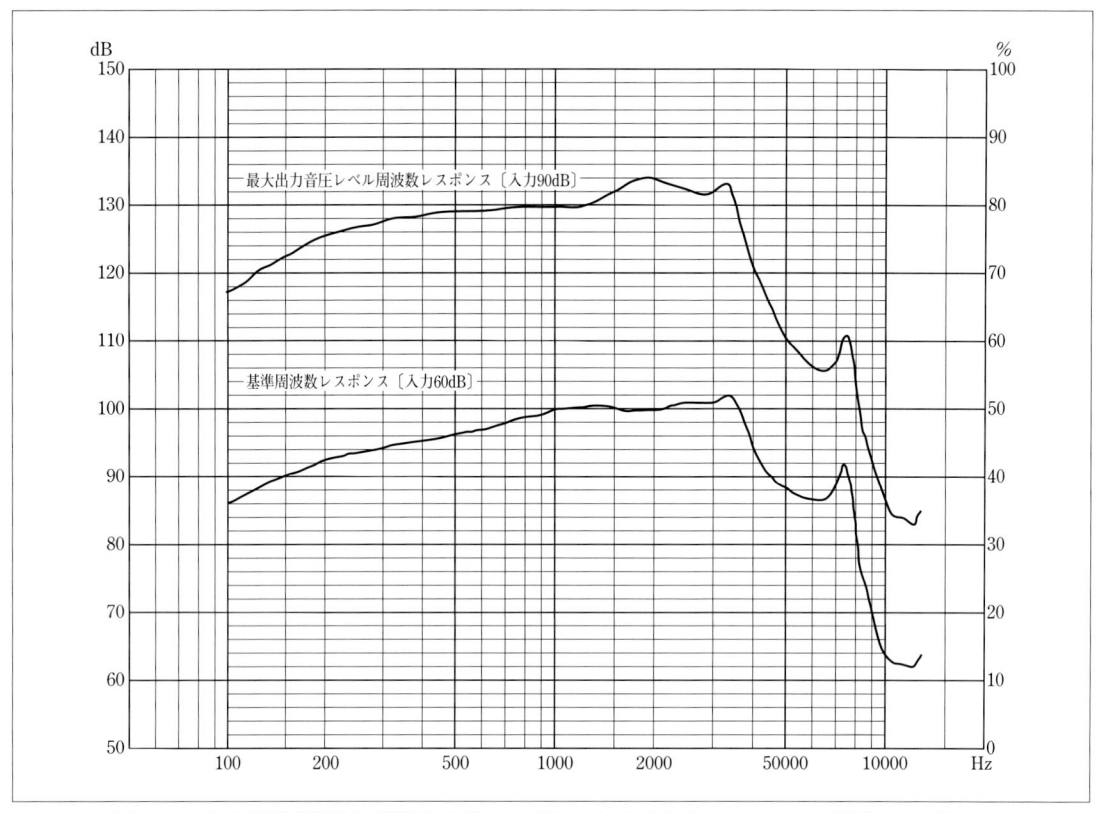

図105. ある箱形補聴器の基準周波数レスポンスと最大出力音圧レベル周波数レスポンス

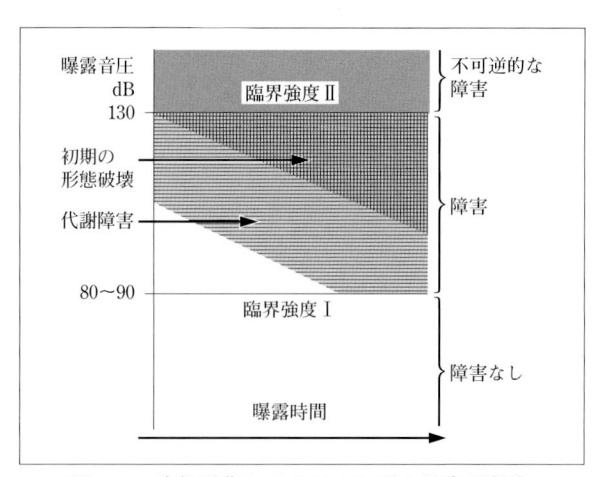

図106. 音響外傷によるラセン器の障害の程度

　補聴器の装用が決まると，装用，聴能訓練を自ら行って補聴器に慣れることも必要である。ボリュームをあげると雑音も大きく，耳も疲れ，頭にひびきやすいので，使用しはじめは少し小さめの音量にして練習するとよい。初めの数日間は静かな場所で，置時計などの音や自分の声を聞くのもよい。本などを声を出して読み，時々調子を変え，その通りに聞こえるか確かめる。次に静かな所で，相手

にゆっくり，はっきり話してもらい，対話を練習する．それで自信がついたら，4～5人の会話のグループの中に入り，会話のコツをつかみ，自信がつけば日常生活に補聴器を使う．練習を十分に行えば，補聴器にも慣れ，補聴器を通した音が次第に耳ざわりでなくなってくる．不必要な雑音はできる限り聞かないことも重要で，ボリュームをさげたり，不要なときはスイッチを切ることも必要である．

　高度難聴では，補聴器が適用されても，音は聞こえても，言葉として聞くことは困難である．高度難聴の場合は，補聴器を用いて残聴を全面的に利用し，読話訓練により言語の習得，対話の手段を覚えていく．中等難聴でも，補聴器のみによって会話がスムーズにいかないときは，読話訓練により言葉がわかるようになる．人工内耳も考慮する．耳小骨を直接刺激する電極を植え込む**人工中耳**はより良い明瞭度が得られる．人工中耳は鈴木，柳原により開発されたが[33],[34]，欧米では本邦よりも多く適用されている．

〔付録〕聴覚に関係する法令

学校保健法

学校保健法第4条，第6条に基づく児童・生徒・学生に対する健康診断は，同施行令第2条，施行規則第4条に定められている。

聴覚検査はオージーオメータを用いて検査し，左右各別に聴力障害の有無を明らかにすることとなっている（施行規則第1条5項）。検査は選別聴覚検査とし，用いる周波数と音圧は1,000Hz：30dB，4,000Hz：25dBに定められている（施行規則第2条）。

また，学校職員に対する健康診断は同法第8条に基づき実施されるが，聴覚検査は後述の労働安全衛生法に基づく健康診断に準じて実施される。

労働安全衛生法

労働安全衛生法第60条に基づく健康診断における聴覚検査は，同施行規則第43条の雇入れ時健康診断，同規則第44条の定期健康診断および同規則第45条の特定業務従事者の健康診断時に実施される。

1. 雇入れ時健康診断

雇入れ時には聴力（1,000Hzおよび4,000Hzの音にかかわる聴力）検査を行う（施行規則第43条3号）。

> 規則第43条3号の「聴力の検査」とは，1,000Hzの周波数で，一定の音圧の音が聞こえるかどうかの検査を行うことをいうこと。
> なお，1,000Hzの音は日常会話の音域の代表とされる音であり，4,000Hzの音は高齢化にともない早期に聴力低下が起こる音域の代表とされる音であること。
> また，雇入れ時の聴力の検査は，オージオメータを使用して，通常30dBの音圧の純音を用いて実施されるものであるが，検査を実施する場所の騒音の程度を考慮し行うものであること。

（平成元年8月22日，基発第462号）

2. 定期健康診断

事業者は，常時使用する労働者に対し，一年以内ごとに一回，定期に，医師による健康診断として聴力の検査を行わなければならない（施行規則第44条第1項第3号）。

なお，聴力検査は，35歳未満の者，36歳以上40歳未満の者および41歳以上45歳未満の者については同項の規定にかかわらず，医師が適当と認める聴力（1,000Hzまたは4,000Hzの者に係わる聴力を除く）の検査をもって代えることができる（施行規則第44条5項）。

> 1. 本条は，貧血検査等4項目を追加するとともに聴力検査についてその検査方法を規定したものであること。
>   また，健康診断項目の省略基準について改正を行うとともに，医師が適当と認める方法による聴力検査を行う場合の基準についても規定したものであること。
> 2. 第1項第3号の「聴力の検査」は，オージオメータを使用して，通常1,000Hzについては30dB，4,000Hzについては40dBの音圧の純音を用いて実施されるものであるが，検査を実施する場所の騒音の程度を考慮し行うものであること。
> 4. 第5項の規定は，34歳以下の者，36歳以上39歳以下の者および41歳以上44歳以下の者については，第1項第3号の聴力検査を，同号で規定する1,000Hzおよび4,000Hzの音に関わる聴力の検査以外の，医師が適当と認める聴力の検査をもって代えることができることを規定したものであること。
>   なお，「医師が適当と認める聴力の検査」には，音叉による検査等があること。

（平成元年8月22日，基発第462号）

表-付-1. 選別聴覚検査に用いられる周波数と音圧

選別周波数	1000Hz	4000Hz
雇入れ時検査	30dB	30dB
その他の定期検査	30dB	40dB
学校保健	30dB	25dB

3. 特定業務従事者の健康診断

労働安全衛生施行規則第13条1項第2号にあげる業務に常時従事する労働者に対し，当該業務への配置替えの際および6ヵ月以内ごとに1回，定期に同規則第44条第1項第3号と同様に医師の健康診断として聴力検査を行わなければならない（施行規則第45条）。

4. 騒音職場の特殊健康診断

（騒音障害防止のためのガイドライン）

> イ．対象者
> 〈別表第1〉および〈別表第2〉に定める作業場における業務に従事する労働者である。（註：等価騒音レベルで85dB（A）以上になる可能性が大きい作業場）
> ロ．オージオグラムの作成
> 雇入れ時等に当たっては，正確な聴力検査を実施し，将来にわたる基準オージオグラムとして活用するため，250, 500, 1,000, 2,000, 4,000, 8,000Hzにおける聴力検査を行うこととしている。この検査はオージオメータによる気導純音聴力レベル測定法による。
> また，雇入れ時等の健康診断としてこの聴力検査を行った場合には，労働安全衛生規則第43条の雇入れ時の健康診断のうち，聴力の検査は，省略して差し支えないものである。
> ハ．選別聴力検査
> 定期健康診断として行う選別聴力検査は，1,000Hzおよび4,000Hzの周波数で，それぞれ30dB, 40dBの音圧の純音が聞こえるかどうかの検査を行う。
> ただし，労働安全衛生規則第44条または第45条に基づく聴力の検査（1,000Hzおよび4,000Hzの純音を用いるオージオメータによる検査に限る。）が6ヵ月以内に行われた場合は，これを本ガイドラインによる選別聴力検査とみなして差し支えない。
> また，第Ⅰ管理区分に区分された場所および屋内作業場以外の作業場で測定結果が85dB（A）未満の場所における業務に従事する労働者については，ガイドラインに基づく定期健康診断を省略しても差し支えない。
> 健康管理
> （1）健康診断
> イ．雇入れ時等健康診断
> 事業者は騒音作業に常時従事する労働者に対し，その雇入れの際または当該業務への配置替えの際に，次の項目について，医師による健康診断を行うこと。
> 　　①既往歴の調査
> 　　②業務歴の調査
> 　　③自覚症状および他覚症状の有無の検査
> 　　④オージオメータによる250, 500, 1,000, 2,000, 4,000, 8,000Hzにおける聴力の検査
> 　　⑤その他医師が必要と認める検査
> ロ．定期健康診断
> 事業者は，騒音作業に常時従事する労働者に対し，6ヵ月以内ごとに1回，定期に，次の項目について，医師による健康診断を行うこと。
> 　　①既往歴の調査
> 　　②業務歴の調査
> 　　③自覚症状および他覚症状の有無の検査
> 　　④オージオメータによる1,000Hzおよび4,000Hzにおける選別聴力検査事業者は，上記の健康診断の

結果，医師が必要と認めるものについては，次の項目について，医師による健康診断を行うこと．
①オージオメータによる250，500，1,000，2,000，4,000，8,000Hzにおける聴力の検査
②その他医師が必要と認める検査

(平成4年10月1日，基発第546号)

労働者災害補償保険法（労災保険法）

労働者が業務上（または通勤により）負傷し，または疾病にかかり，治ったあとも身体に障害が存する場合に，その障害の程度に応じて障害補償給付および障害給付が行われる（労働基準法第77条，労災保険法第12条8項および第22条3項）．

1. 耳の障害と障害等級

(1) 耳の障害については，障害等級表において，次のとおり，両耳の聴力障害について6段階（9区分），1耳の聴力障害について4段階に区分して定め，また，耳介の欠損障害について1等級が認められている（表-付-2）．

(2) 障害等級表に掲げられていない耳の障害については，労災則第14条第4項の規定により，その障害の程度に応じて障害等級表に掲げられている他の障害に準じて等級を認定することとなる．

2. 聴力障害等級認定の基準

イ　聴力障害に係わる等級は，純音による聴力レベル（以下「純音聴力レベル」という）および語音による聴力検査結果（以下「明瞭度」という）を基礎として，表-付-3, 4により認定することとなる．

ロ　両耳の聴力障害については，障害等級表（表-付-3）に掲げられている両耳の聴力障害の該当する等級により認定することとし，1耳ごとに等級を定め併合の方法を用いて準用等級を定める取扱は行わない．

ハ　職業性難聴については，強烈な騒音を発する場所における業務に従事している限り，その症状は漸次進行する傾向が認められるので，等級の認定は，当該労働者が強烈な騒音を発する場所における業務を離れたときに行うこととなる．

ニ　難聴の聴力検査は，次により行う．

①聴力検査の実施時期

　a　騒音性難聴

　　騒音性難聴の聴力検査は，85dB以上の騒音にさらされた日以後7日間は行わない．

　b　騒音性難聴以外の難聴

　　騒音性難聴以外の難聴については，療養効果が期待できることから，治癒した後すなわち療養が終了し症状が固定した後に検査を行う．

②聴力検査の方法

　a　聴覚検査法

　　障害等級認定のための聴力検査は，別紙1「聴覚検査法（1990）」（日本聴覚医学会制定）により行うこと（語音聴力検査については，日本聴覚医学会制定「聴覚検査法（1990）」における語音聴力検査法が新たに制定されるまでの間は、日本オージオロジー学会制定「標準聴力検査法Ⅱ語音による聴力検査」により行うこととし，検査用語音は，57式，67式，57S式または67S式のい

表-付-2. 耳の障害等級

等級			障害の程度
耳の障害	聴力障害	両耳	
		第4級の3	両耳の聴力をまったく失ったもの
		第6級の3	両耳の聴力が耳に接しなければ大声を解することができない程度になったもの
		第6級の3の2	1耳の聴力をまったく失い，他耳の聴力が40センチメートル以上の距離では普通の話声を解することができない程度になったもの
		第7級の2	両耳の聴力が40センチメートル以上の距離では，普通の話声を解することができない程度になったもの
		第7級の2の2	1耳の聴力をまったく失い他耳の聴力が1メートル以上の距離では普通の話声を解することができない程度になったもの
		第9級の6の2	両耳の聴力が1メートル以上の距離では普通の話声を解することができない程度になったもの
		第9級の6の3	1耳の聴力が耳に接しなければ大声を解することができない程度になり，他耳の聴力が1メートル以上の距離では普通の話声を解することが困難である程度になったもの
		第10級の3の2	両耳の聴力が1メートル以上の距離では普通の話声を解することが困難である程度になったもの
		第11級の3の3	両耳の聴力が1メートル以上の距離では小声を解することができない程度になったもの
		一耳	
		第9級の7	1耳の聴力をまったく失ったもの
		第10級の4	1耳の聴力が耳に接しなければ大声を解することができない程度になったもの
		第11級の4	1耳の聴力が40センチメートル以上の距離では普通の話声を解することができない程度になったもの
		第14級の2の2	1耳の聴力が1メートル以上の距離では小声を解することができない程度になったもの
	耳介の欠損	第12級の4	1耳の耳殻（耳介）の大部分を欠損したもの

ずれを用いても差し支えない）。

b 聴力検査回数

聴力検査は日を変えて3回行う。

ただし，聴力検査のうち語音による聴力検査の回数は，検査結果が適正と判断できる場合には1回で差し支えない。

c 聴力検査の間隔

表-付-3. 純音聴力レベル（6分法平均聴力レベル）による障害等級表

両耳

一耳聴力 \ 耳聴力	90dB以上	80dB以上 90dB未満	70dB以上 80dB未満	60dB以上 70dB未満	50dB以上 60dB未満	40dB以上 50dB未満
90dB以上	4級の3		6級の3の2	7級の2の2	9級の6の3	
80dB以上 90dB未満		6級の3				
70dB以上 80dB未満	6級の3の2	7級の2				
60dB以上 70dB未満	7級の2の2		9級の6の2			
50dB以上 60dB未満		9級の6の3		10級の3の2		
40dB以上 50dB未満				11級の3の3		

片耳

90dB以上	9級の7
80dB以上90dB未満	10級の4
70dB以上80dB未満 または50dB以上で最高明瞭度が50%以下	11級の4
40dB以上70dB未満	14級の2の2

表-付-4. 最高語音明瞭度による障害等級表

両耳聴力 \ 最高明瞭度	90dB以上	80dB以上 90dB未満	70dB以上 80dB未満	60dB以上 70dB未満	50dB以上 60dB未満	40dB以上 50dB未満
30%以下		4級の3	6級の3			10級の3の2
50%以下				7級の2		
70%以下					9級の6の2	

検査と検査の間隔は7日程度あければ足りる。
③障害等級の認定

障害等級の認定は，2回目と3回目の測定値の平均純音聴力レベルの平均により行う。

2回目と3回目の測定値の平均純音聴力レベルに10dB以上の差がある場合には，さらに聴力検査を重ね，2回目以降の検査の中で，その差がもっとも小さい2つの平均純音聴力レベル（差は10dB未満とする）の平均により，障害認定を行う（図-付-2）。

④平均純音聴力レベルは，周波数が500Hz，1,000Hz，2,000Hzおよび4,000Hzの音に対する聴力レベルを測定し，次式により求める（6分式）。

A＋2B＋2C＋D／6

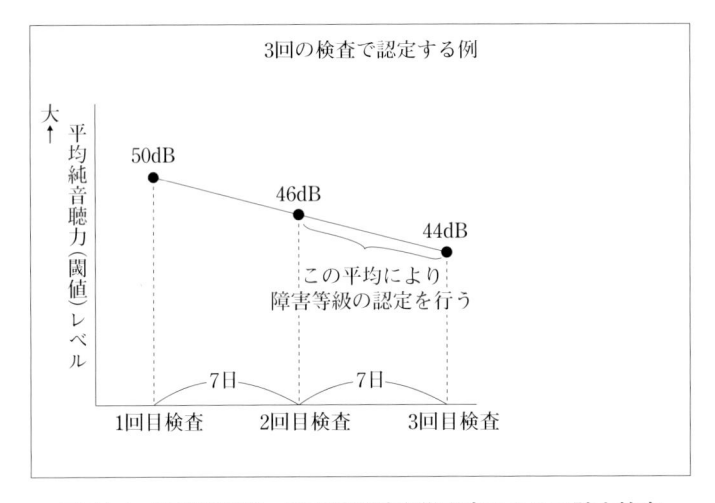

図-付-1. 職業性難聴，騒音性難聴労災認定のための聴力検査

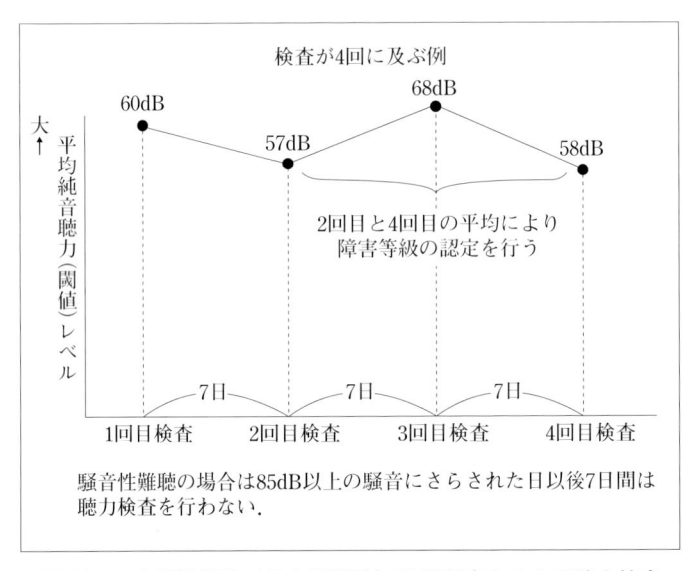

図-付-2. 音響性難聴（災害性難聴）労災認定のための聴力検査

《注》A：周波数 500Hz の音に対する純音聴力レベル
B：周波数 1,000Hz の音に対する純音聴力レベル
C：周波数 2,000Hz の音に対する純音聴力レベル
D：周波数 4,000Hz の音に対する純音聴力レベル

自動車損害賠償保障法

自動車の運行によって人の生命や身体が害された場合における損害賠償を保障する制度を確立することにより被害者の保護を図り，あわせて自動車運送の健全な発達に資することを目的としている（同法第1条）。またその保険金額については政令により定めている（同法第13条）。

保険金額

同法第13条の保険金額は死亡した者または障害を受けた者一人につき各障害の程度により定められている（施行令第2条）。

なお，各障害等級については労災保険法に準じて定められており，難聴においても同様である（図-付-3）。

等級	6分法平均聴力レベル		労災保険	自賠責
1	平均賃金*		313日分	3000万
2			277日分	2590万
3			245日分	2219万
4	両90dB～		213日分	1889万
5		年金	184日分	1574万
6	両80dB～	↑	156日分	1296万
7	両70dB～	↓	131日分	1051万
8			503日分	819万
9	両60dB～ 片90dB～		391日分	616万
10	両50dB～ 片80dB～	一時金	302日分	461万
11	両40dB～ 片70dB～		223日分	331万
12			156日分	224万
13			101日分	139万
14	片40dB～		56日分	75万

※給付基礎日額

図-付-3. 難聴の障害等級と補償給付額

国民・厚生・共済年金法

わが国の公的年金制度は，日本国憲法第25条2項に規定する理念に基づき，老齢・障害・死亡によって損なわれる生活を，経済的に保障することを目的にした制度である。昭和61年4月1日からは新年金制度がスタートし，原則として国内に居住する20歳以上60歳未満のものすべてが加入する国民年金と，国民年金に上乗せする，サラリーマン（厚生年金加入）や公務員・教員（共済年金加入）などが加入する被用者年金の2階建て年金となった。難聴に対する障害給付の内容は表-付-5のようになっている（国民年金法施行令第4条第7項，厚生年金保険法施行令第3条，国家公務員共済組合法施行令第11条第7項第6号）。

表-付-5. 障害程度等級表（聴力の障害）

障害の程度	障害の状態
1 級	両耳の聴力レベルが100dBのもの
2 級	両耳の聴力が90dBのもの
3 級	両耳の聴力が40センチメートル以上では通常の話声を解することができない程度に減じたもの（両耳の平均純音聴力レベルが70dB以上か50dB以下でかつ最良語音明瞭度が50パーセント以下）
障害手当金	一耳の聴力が耳殻に接しなければ大声による話を解することができない程度に減じたもの（一耳の純音聴力レベルが80dB以上）

身体障害者福祉法

身体障害の更生で援助し，そのために必要な保護を行い，身体障害者の生活の安定に寄与するなど，身体障害者の福祉の増進をはかることを目的としている（身体障害者福祉法第1条）。

「身体障害者」とは別表に掲げる身体上の障害がある18歳以上の者であって，都道府県知事から身体障害者手帳の交付を受けた者をいう（同第4条）（表-付-6A, B）。

表-付-6A. 障害程度等級表

級 別	聴 覚 障 害	平衡機能障害
1 級		
2 級	両耳の聴力レベルがそれぞれ100dB以上のもの（両耳全ろう）	
3 級	両耳の聴力レベルが90dB以上のもの （耳介に接しなければ大声語を理解し得ないもの）	平衡機能のきわめていちじるしい障害
4 級	1 両耳の聴力レベルが80dB以上のもの 　（耳介に接しなければ話声語を理解し得ないもの） 2 両耳による普通話声の最良の語音明瞭度が50パーセント以下のもの	
5 級		平衡機能のいちじるしい障害
6 級	1 両耳の聴力レベルが70dB以上のもの 　（40センチメートル以上の距離で発声された会話語を理解し得ないもの） 2 1側耳の聴力レベルが90dB以上，他側耳の聴力レベルが50dB以上のもの	

認定基準

1 聴覚障害

(1) 聴力測定には純音による方法と言語による方法とがあるが，聴力障害を表すにはオージオメータによる方法を主体とする。

(2) 聴力測定は，補聴器を装着しない状態で行う。

(3) 検査は防音室で行うことを原則とする。

(4) 純音オージオメータ検査

ア　純音オージオメータはJIS規格を用いる。
　　イ　聴力レベルは会話音域の平均聴力レベルとし，周波数500，1,000，2,000Hzの純音に対する聴力レベル（dB値）をそれぞれa，b，cとした場合，次の算式により算定した数値とする。

$$\frac{a+2b+c}{4}$$

　　　周波数500，1,000，2,000Hzの純音のうち，いずれか1または2において100dBの音が聴取できない場合は，当該部分のdBを105dBとし，上記算式を計上し，聴力レベルを算定する。
　　　なお，前述の検査方法にて短期間中に数回聴力測定を行った場合は，最小の聴力レベル（dB値）をもって被検査者の聴力レベルとする。
(5) 言語による検査
　　ア　語音明瞭度の検査語は，次に定める語集による。検査に当たっては，通常の会話音の強さでマイクまたは録音機により発声し，その音量を適度に調節し，被検査者にもっとも適した状態で行う。
　　　検査語はその配列を適宜変更しながら2秒から3秒に1語の割合で発声し，それを被検査者に書きとらせ，その結果，正答した語数を検査語の総数で除して，求められた値を普通話声の最良の語音明瞭度とする。

語音明瞭度検査語集

イ	シ	タ	オ	ノ	マ	ナ	カ	テ
ニ	ク	コ	ワ	デ	ガ	ス	キ	サ	ウ
ラ	モ	ル	ア	ツ	リ	ダ	ヨ	チ	ハ
ミ	レ	エ	ソ	ヤ	ネ	ド	ケ	セ	ロ
バ	ジ	メ	ヒ	フ	ム	ゴ	ホ	ユ	ズ

　　イ　聴取距離測定の検査語は良聴単語を用いる。大声または話声にて発声し，遠方より次第に接近し，正しく聴こえた距離をその被検査者の聴取距離とする。
　　ウ　両検査とも詐病には十分注意すべきである。
2　平衡機能障害
(1)「平衡機能のきわめていちじるしい障害」とは，四肢体幹に器質的異常がなく，他覚的に平衡機能障害を認め，閉眼にて起立不能，または開眼で直線を歩行中10m以内に転倒もしくはいちじるしくよろめいて歩行を中断せざるを得ないものをいう。
(2)「平衡機能のいちじるしい障害」とは，閉眼で直線を歩行中10m以内に転倒またはいちじるしくよろめいて歩行を中断せざるを得ないものをいう。
　　　具体的な例は次のとおりである。
　a　末梢迷路性平衡失調
　b　後迷路性および小脳性平衡失調

c 外傷または薬物による平衡失調

d 中枢性平衡失調

表-付-6B. 障害程度等級表

級 別	音声・言語・そしゃく機能障害
1 級	
2 級	
3 級	音声機能,言語機能またはそしゃく機能の喪失
4 級	音声機能,言語機能またはそしゃく機能のいちじるしい障害
5 級	
6 級	

認定基準

(1)「音声機能または言語機能の喪失」(3級) とは,音声をまったく発することができないか,発声しても言語機能を喪失したものをいう。

　　なお,この「喪失」には,先天性のものも含まれる。

　　具体的な例は次のとおりである。

a 音声機能喪失……無喉頭,喉頭部外傷による喪失,発声筋麻痺による音声機能喪失

b 言語機能喪失……ろうあ,聴あ,失語症

(2)「音声機能または言語機能のいちじるしい障害」(4級) とは,音声または言語機能の障害のため,音声,言語のみを用いて意思を疎通することが困難なものをいう。

　　具体的な例は次のとおりである。

a 喉頭の障害または形態異常によるもの

b 構音器官の障害または形態異常によるもの (唇顎口蓋裂の後遺症によるものを含む)

c 中枢性疾患によるもの

(3)「そしゃく機能の喪失 (注1)」(3級) とは,経管栄養以外に方法のないそしゃく・嚥下機能の障害をいう。

　　具体的な例は次のとおりである。

a 重症筋無力症等の神経・筋疾患によるもの

b 延髄機能障害 (仮性球麻痺,血管障害を含む) および末梢神経障害によるもの

c 外傷,腫瘍切除等による顎 (顎関節を含む),口腔 (舌,口唇,口蓋,頬,そしゃく筋等),咽頭,喉頭の欠損等によるもの

(4)「そしゃく機能のいちじるしい障害 (注2)」(4級) とは,いちじるしいそしゃく・嚥下機能または,咬合異常によるそしゃく機能のいちじるしい障害をいう。

　　具体的な例は次のとおりである。

a 重症筋無力症等の神経・筋疾患によるもの

b 延髄機能障害 (仮性球麻痺,血管障害を含む) および末梢神経障害によるもの

c 外傷・腫瘍切除等による顎 (顎関節を含む),口腔 (舌,口唇,口蓋,頬,そしゃく筋等),

咽頭，喉頭の欠損等によるもの
  d　口唇・口蓋裂等の先天異常の後遺症による咬合異常によるもの
  （注1）「そしゃく機能の喪失」と判断する状態について
　　　　そしゃく・嚥下機能の低下に起因して，経口的に食物等を摂取することができないため，経管栄養（口腔，鼻腔，胃瘻より胃内に管（チューブ）を挿入して流動食を注入して栄養を補給する方法）以外に方法がない状態をいう。
  （注2）「そしゃく機能のいちじるしい障害」と判断する状態について
　　　　「そしゃく・嚥下機能の低下に起因して，経口摂取のみでは十分な栄養摂取ができないために，経管栄養（口腔，鼻腔，胃瘻より胃内に管（チューブ）を挿入して流動食を注入して栄養を補給する方法）の併用が必要あるいは摂取できる食物の内容，摂取方法にいちじるしい制限がある（注3）状態」または「口唇・口蓋裂等の先天異常の後遺症によるいちじるしい咬合異常があるため，歯科矯正治療等を必要とする状態」をいう。
  （注3）「摂取できる食物の内容，摂取方法にいちじるしい制限がある」と判断する状態について
　　　　開口不能のため流動食以外は摂取できない状態または誤嚥の危険が大きいため，摂取が半固形物（ゼラチン・寒天・増粘剤添加物等）等，極度に限られる状態をいう。

[等級表の備考]
1. 二つ以上の障害が重複する場合の取扱い
二つ以上の障害が重複する場合の障害等級は次により認定する。

①障害等級の認定方法
(1) 二つ以上の障害が重複する場合の障害等級は，重複する障害の合計指数に応じて，次により認定する。

合計指数	障害等級
18以上	1級
11～17	2級
7～10	3級
4～6	4級
2～3	5級
1	6級

②合計指数の算定方法
(1) 合計指数は，次の等級別指数表によりおのおのの障害の該当する等級の指数を合計したものとする。

障害等級	指数
1級	18
2級	11
3級	7
4級	4
5級	2
6級	1
7級	0.5

[ろうあの障害程度等級について]（昭和59年10月25日社更第170号問19）
（問）ろうあは重複する障害として1級になると考えてよろしいか。
（答）従来あについては，ろうに付随した障害とみなし，別個の障害としては認定しないこととされてきた。
　しかしながら検討の結果聴覚障害と音声機能または言語機能の障害は別個の障害であるので，ろうあについても重複障害として認定することが適当とされたものである。
　したがって，たとえば，先天性ろうあであって聴覚障害2級（両耳全ろう），言語機能障害3級（音声言語をもっては意思を通ずることができない）に該当する場合は，指数加算により1級となる。

特別児童扶養手当・障害児童福祉手当・特別障害者手当

　精神または身体に障害を有する児童について特別児童扶養手当を支給し，重度の障害を有する児童や障害児に障害福祉手当を支給するとともに，身体にいちじるしく重度の障害を有する者に特別障害手当を支給することにより，これらの者の福祉の増進を図ることを目的としている（特別児童扶養手当等の支給に関する法律第1条）。

```
特別児童扶養手当
    障害程度（国民年金法の障害基礎年金の1級・2級に相当する程度）
    重度：両耳の聴力レベルが100dB以上の者
    中度：両耳の聴力レベルが90dB以上の者
（施行令第1条）
障害児童福祉手当
    障害程度
        両耳の聴力が補聴器を用いても音声を識別することができない程度のもの
（施行令第1条）
特別障害者手当
    20歳以上で下記の障害者に支給される手当障害程度
    ［1級］両耳の聴力レベルが100dB以上の者
    ［2級］両耳の聴力レベルが90dB以上の者
（施行令第1条）
```

文 献

第2章 参考文献

1) Bast, T.H., Anson, B.J.: The temporal bone and the ear. C.C. Thomas, Pub. 1949.
2) Anson, B.J. and Donaldson, J.A.: The Surgical anatomy of the temporal bone and ear. W. B. Saunders Co., Philadelphia. London, 1967.
3) Lim, D.J.: Tympanic membrane. Electron microscopic observation. Part I: Pars tensa. Acta Otolaryngol. 66; 181-198, 1968.
4) Lim, D.J.: Tympanic membrane. Part II. Pars flaccida. Acta Otolaryngol. 66; 515-532, 1968.
5) Hentzer, E.: Ultrastructure of the human tympanic membrane. Acta Otolaryngol. 68; 376-390, 1969.
6) Hentzer, E.: Histologic studies of the normal mucosa in the middle ear, mastoid cavities and Eustachian tube. Ann Otol. 79; 825-833, 1970.
7) Sade, J.: Middle ear mucosa. Arch Otolaryng. 84; 137-143, 1966.
8) Hentzer, E.: Ultrastructure of the normal mucosa in the human middle ear, mastoid cavities and Eustachian tube. Ann Otol. 79; 1143-1157, 1970.
9) Kawabata, I., Paparella, M.M.: Ultrastructure of normal human middle ear mucosa. Ann. Otol. 78; 125-137, 1969.
10) Lim, D.J., Hussl, B.: Human middle ear epithelium. An ultrastructual and cytochemical study. Arch Otolaryng. 89; 835-849, 1969.
11) Hussl, B., Lim, D.J.: Secretory cells in the middle ear mucosa of the guinea pig. Arch Otolaryng 89; 691-699, 1969.
12) Lim, D.J. Paparella, M.M., Kimura, R.S.: Ultrastructure of the Eustachian tube and middle ear mucosa in the guinea pig. Acta Otolaryngol. 63; 425-444, 1967.
13) Shimada, T., David, D.J.: Distribution of ciliated cells in the human middle ear. Ann Otol. 81; 203-211, 1972.
14) 切替一郎: 新耳鼻咽喉科学, 南山堂. 東京. 1974.
15) 中井義明: 蝸牛の微細構造（末梢聴覚受容のしくみの背景）Audiology Jap. 14; 543-565, 1971.
16) Corti, A.: Recherches sur l'organe de l'ouie des mammiferes. Z. Wiss. Zool., 3; 109-169, 1851.
17) Retzius, G.: Das Gehörorgan der Wirbeltiere. Samson & Wallin, Stockholm 1881.
18) Spoendlin, H.: The organization of the cochlear receptor. S. Karger. Basel-New York. 1966.
19) Babel, J., Bischoff, A., and Spoendlin, H.: Ultrastructure of the peripheral nervous system and sense organs. Atlas of normal and pathologic anatomy. G. Thieme, Stuttgart, 1970.
20) 原田康夫: 中耳・内耳走査電顕アトラス, 金原出版. 東京. 1979.
21) Wever, E.G.: Tectorial & reticulum of the labyrinthine endings of vertebrates. Ann Otol. 82; 277-290, 1973.
22) Borghesan, E.: Fixation effects in the relation between the tectorial membrane and the cilia of the hair cells. Pract. oto-rhino-laryng. 33; 297-303, 1971.
23) Kimura, R.S.: Hairs of the cochlear sensory cells and their attachment to the tectorial membrane. Acta

Otolaryngol. 61; 55-72, 1966.

24) Saito, K. and Hama, K.: Scanning electron microscopic observations of the under surface of the tectorial membrane. J. Electron Microsc. 28; 36-42, 1979.

25) Kawabata, I. and Nomura, Y.: The imprints of the human tectorial membrane. Acta Otolaryngol. 91; 29-35, 1961.

26) Iurato, S. ed.: Submicroscopic structure of the inner ear. Pergamon Press, 1967.

27) Nakai, Y.: Fine structural localization of acetylcholinesterase in the adult and developing cochlea. Laryngoscope. 82; 177-188, 1972.

28) 中井義明: 蝸牛の微細構造. Audiology Japan, 14; 543-565, 1971.

29) Nakai, Y. and Igarashi, M.: Distribution of the crossed olivo-cochlea bundle terminals in the squirrel monkey cochlea. Acta Otolaryngol. 77; 393-404, 1974.

30) Bredberg, G.: Scanning electron microscopy of the nerves within the organ of Corti. Arch. Oto-Rhino-Laryng. 217; 321-330, 1977.

31) Spoendlin, H.: Degeneration behaviour of the cochlear nerve. Arch. Klin. exp. Ohr. -, Nas. -u. Kehlk. Heilk. 200; 275-291, 1971.

32) Spoendlin, H.: Innervation densities of the cochlea. Acta Otolaryngol. 73; 235-248, 1972.

33) Rasmussin, G.L.: Further observations of the efferent cochlear bundle. J. Comp. Neurol., 99; 61-74, 1953.

34) Spendlin, H., and Lichtensteiger, W.: The adrenergic innervation of the labyrinth. Acta Otolaryngol. 61; 423-434, 1966.

35) Terayama, Y., Beck, C., and Holz, E.: Adrenergic innervation of the cochlea. Ann. Otol., 75; 69-86, 1966.

36) Terayama, Y., Yamamoto, K., and Sakamoto, T.: Electron microscopic observations of the postganglionic sympathetic fibers in the guinea pig cochlea. Ann. Otol., 77; 1152-1170, 1968.

37) Nakai, Y.: Histochemical study of the stria vascularis in the inner ear by electron microscopy. Ann. Otol., 72; 326-337, 1966.

38) Nakai, Y.: A study of the function of the stria vascularis and spiral ligament in each cochlea turn. Pract. Oto-rhino-laryng., 32; 1-10, 1970.

39) Nakai, Y., and Hilding, D.A.: Electron microscopic studies of adenosine triphosphatase activity in the stria vascularis and spiral ligament. Acta Otolaryngol. 62; 411-428, 1966.

40) 中井義明: Reissner氏膜. 日耳鼻, 72; 20-25, 1969.

41) 秋吉正豊, 水越治編: 聴覚障害. 247頁, 朝倉書店. 東京. 1978.

42) 野村恭也, 平出文久: 耳科学アトラス形態と計測値, 中外医学社. 東京. 1974.

43) 野村恭也: 耳の構造と機能, 聴覚検査の実際（立木孝編）. 2-9頁, 南山堂. 東京. 1999.

44) 中井義明他: 標準耳鼻咽喉科・頭頸部外科学（第3版）, 医学書院. 東京. 2001.

第3章　参考文献

1) 音と聴覚の話, タイムライフ. 1962.

2) Davis, H. and Silverman, S.R.: Hearing and deafness 3rd ed., Holt, Rinehart and Winston, New York, 1970.

3) Kirikae, I.: The structure and function of the middle ear. The Tokyo Univ. Press Tokyo 1960.

4) Bèkésy, G.V.: Zur Theorie des Hörens, Die Schwingungsform der Basilarmembran. Phisik. Zeitschrift. 29; 793-810, 1928.

5) Bèkésy, G.V.: Uber die mechanischakustischen Vergänge beim Hören. Acta Otolaryngol. (Stckh). 27; 281-

296, 1939.
6) Bèkésy, G.V.: Experiments in hearing. McGraw Hill, New York, 1960.
7) Silverstein, H. and Yules, R.B.: The effect of diuretics on cochlear potentials and inner ear fluids. Laryngoscope. 81; 873-888, 1971.
8) 朝隈真一郎: 正常及びカナマイシン投与動物のEpの外リンパ腔内投与エタクリン酸とフロセマイドの影響, 内耳生化 11; 126-128, 1980.
9) Tasaki, I.: Nerve impulses in individual auditory nerve fibers of guinea pig. J. Neurophysiol. 17; 97-122, 1954.
10) Spoendlin, H.: Innervation densities of the cochlea. Acta Otolaryngol. 73; 235-248, 1972.
11) Katsuki, Y.: Neural mechanism of hearing in cats and insects. Igaku Shoin, 1960.
12) Rauch, S. ed.: Biochemie der Hörogans. Georg Thieme Verlag, Stuttgart, 1964.
13) 中井義明他: 標準耳鼻咽喉科・頭頸部外科学（第3版）, 医学書院. 東京. 2001.
14) 佐藤靖雄, 鈴木淳一編: 臨床耳鼻咽喉科学書, 下巻, 375頁, 金原出版. 東京. 1981.
15) 秋吉正豊, 水越治編: 聴覚障害, 203頁, 朝倉書店. 東京. 1978.

第4章　参考文献

1) 中井義明: 微細構造よりみた蝸牛の病態 Audiology Japan, 23; 601-611, 1980.
2) Nakai, Y.: Electoron microscopic study of the inner ear after ethacrynic acid intoxication. Pract. Oto-rhino-laryng., 33; 366-376, 1971.
3) Brummett, R.E., Smith, C.A., Ueno, Y., Cameron, S. and Richter, R.: Delayed effects of ethacrynic acid on the stria vascuralis of the guinea pig. Acta Otolaryngol. (Stockh.), 83; 98-112, 1977.
4) 頭司研作, 中井義明, 張　寛正, 時本孝行: モルモットにおける脳波聴性誘発反応. 耳鼻臨床, 71; 551-558, 1978.
5) 中井義明: 実験的におこる内耳障害. 上村卓也, 鈴木淳一編: 内耳の微細構造から病態まで. 医学図書出版. 85-97, 1978.
6) 中井義明, 森本明子, 張　寛正, 山本　馨: 利尿剤による蝸牛障害. 内耳生化学, 7; 109-111, 1976.
7) 中井義明, 山本　馨, 五十嵐　真: 鼓室内薬剤による内耳障害. Audiology Japan, 17; 190-197, 1974.
8) Nakai, Y., Zushi, K., Chang, K.C., Yagi, H. and Tokimoto, T.: An experimental study on the progressiveness of cochlear damage by aminoglycoside drug. Acta Otolaryngol. (Stockh.) 91; 199-206, 1981.
9) Nakai, Y. and Nakai, S.: Ototoxic effects of nitromin and some congenital deaf animal cochlea. Arch. Klin. exp. Ohr., Nas.-u. Kehlk.-Heilk., 198; 325-338, 1971.
10) Nakai, Y., Konishi, K., Chang K.C., Ohashi, K., Morisaki, N., Minowa, Y. and Morimoto, A.: Ototoxicity of the anticancer drug cisplatin. Acta Otolaryngol. (Stockh.) 93; 227-232, 1981.
11) 立木　孝, 南　吉昇: 血管条性難聴の臨床的研究（その1）利尿剤難聴の臨床. Audiology Japan, 42; 697-703, 1999.
12) Wilson, K.S., and Juhn, S.K.,: The effect of ethacrynic acid on perilymph Na and K. Pract. Oto-Rhino-Laryngol., 32; 279-287, 1970.
13) 大橋一博, 小西一夫, 張　寛正, 中井義明: ループ利尿剤による内耳障害. 第12回日本臨床電顕学会, 1980.
14) Nakai, Y.: Combined effect of 3', 4'-dideoxykanamycin B and potent diuretics on the cochlea. Laryngoscope, 87; 1548-1558, 1977.
15) Mathog, R.H., Thomas, W.G. and William, R.H.: Ototoxicity of new and potent diuretics. Arch. Otolaryngol., 92; 7-13, 1970.
16) Spoendlin, H.: Primary structural changes in the organ of Corti after acoustic overstimulation. Acta

Otolaryngol. (Stockh.), 71: 166-176, 1971.

17) 中井義明, 森本明子, 頭司研作, 山本　馨, 時本孝行: 実験的音響障害による蝸牛の病態. Audiology Japan, 19:67-77, 1976.

18) 中井義明: 強大音と内耳の病態. 第19回日本医学会会誌, 791-792, 1975.

19) 中井義明, 張　寛正, 大橋一博, 森本明子, 林　節子, 今分　茂: 耳手術用ドリルによる耳小骨振動の内耳への影響. 臨床耳科, 6; 202-203, 1979.

20) 中井義明, 山本　馨, 山崎太朗, 藤本明子: 頭部外傷における側頭骨の病理組織学的研究. 耳鼻, 21; 549-600, 1975.

21) Schuknecht, H.F.: Further observations on pathology of presbycusis. Acta Otolaryngol. (Stockh). 80; 369-382, 1964.

22) Johnson, L.G.: Sequence of degeneration of Corti's organ and its first order neurons. Ann. Otol., 83: 294-304, 1974.

23) 中井義明, 張　寛正, 森本明子: 加齢による内耳の変化（電子顕微鏡的観察）. Audiology Japan, 20; 461-462, 1977.

24) Rassmussen, H.: Sudden deafness. Acta Otolaryngol. (Stockh) 39; 65-70, 1949.

25) Fowler, E.P.: Sudden deafness. Ann. Otol. 59; 980-987, 1950.

26) Lindsay, J.R.: Inner ear deafness of sudden onset. Laryngoscope. 60; 238-263, 1950.

27) Schuknecht, H.F.: The pathology of sudden deafness. Laryngoscope 72; 1142-1157, 1962.

28) Sando, I.: Sudden deafness. Ann. Otol. 86; 267-279, 1977.

29) 三宅　弘: 突発性難聴の臨床, 日耳鼻, 78; 1064-1072, 1975.

30) 阿部　隆: 低音障害型突発難聴. 耳喉頭頸, 54; 385-392, 1982.

31) 村井和夫: 急性低音障害型感音難聴. 耳喉頭頸, 74; 843-850, 2002.

32) 立木　孝: 低音型突発難聴—その病態と病因—. 耳展 36; 677-684, 1993.

33) 山川強四郎: メニエール氏症候ヲ呈セシ患者ノ聴器. 大日耳鼻. 44; 2310-2312, 1938.

34) Schuknecht, H.F.: The pathophysiology of Meniere's disease. in Vosteen, K.-H. et al ed. Menieres disease. Georg Thieme Verlag, Stuttgart, New York, 10-15, 1981.

35) 立木　孝: 耳鼻咽喉科学. p.210, 日本医事新報社, 1979.

36) Lindsay, J.R.: Profound childhood deafness. Ann. Otol. 82: Suppl. No. 5, 1973.

37) Hilding, D.A., Sugiura, A. and Nakai, Y.: Deaf white mink. Electoron microscopic study of the inner ear. Ann. Otol., 76; 647-664. 1967.

38) 東絃一郎, 桃生勝巳, 多田裕之：非症候群性遺伝性難聴とアミノ配糖体感受性による難聴. Otol. Jpn. 6; 96-101, 1996.

39) Tsuiki, T. and Murai, S.: Familial incidence of streptomycin hearing loss and hereditary weakness of the cochlea. Audiol. 10; 315-322, 1971.

40) van den Ouweland JMW. Lemkes HHPJ., Ruitenbeek W. et al: Mutation in mitochondrial tRNA gene in a large pedigree with maternally transmitted type II diabetes mellitus and deafness. Nat Genet. 1; 368-371, 1992.

41) 玉川雅也, 田中秀隆, 萩原秀夫ほか: 感音難聴の分子遺伝学—ミトコンドリア遺伝子変異を中に. Otol. Jpn. 6; 91-95. 1996.

42) 秋吉正豊, 水越　治編: 聴覚障害, 朝倉書店. 1976.

43) 山根英雄, 中井義明, 張　寛正, 大橋淑宏, 小西一夫: ネフローゼ症候群の内耳の電子顕微鏡的研究, 内耳生化, 11; 51-55, 1980.

44) 中井義明: 内耳性難聴. 医学教育出版, 東京, 1985.

第5章 参考文献

1) 立木 孝: 聴力検査. 南江堂, 1972.
2) 立木 孝, 村井和夫: よくわかるオージオグラム. 金原出版, 2003.
3) 日本聴覚医学会: 聴力測定技術講習会テキスト. 聴覚機能検査46頁, 日本聴覚医学会, 1996.
4) 聴覚検査法（1990）Audiology Japan 33; 793-806, 1990.
5) 山下公一: 聴覚検査の実際. 日本聴覚医学会編. 立木学監, 76-79頁, 南山堂, 1999.
6) 田中美郷: 幼児聴力検査の今日および未来, 耳鼻臨床, 61; 680-689, 1968.
7) 田中美郷, 進藤美津子: 乳児の聴覚発達検査とその臨床的応用（その1，生後6ヵ月まで）Audiology Japan, 18; 391-392, 1975.
8) 同上，（その2，生後7ヵ月から1年まで）Audiology Japan, 18; 391-392, 1975.
9) 山本 馨, 柴田象太郎, 曽我部律夫, 田辺恭二: 新生児ならびに乳幼児期における聴覚の発達に関する研究（第1報）Audiology Japan, 10; 106-107, 1967.
10) 大西信次郎, 真鍋敏毅: ERA他覚的聴覚検査の手引, 金芳堂. 京都, 1976.
11) Davis, M.: Principles of electric response audiometry. Ann Otol. 85, Suppl. 1976.
12) Gibson, W.P.R.: Essentials of clinical electric response audiometry. Churchill Livingstone. 1978.
13) 吉江信夫, 河村正三: 電気反応聴検の基礎と臨床. 第6回耳鼻咽喉科学講習会テキスト, 日耳鼻学会, 39-82, 1980.
14) 棚橋汀路: 蝸電図, 耳喉: 53; 703-712, 1981.
15) Eggermont, J.J.: Electrocochleography. in Handbook of sensory physiology vol.V/3 pp.625-705, edited by Keidel W.D. and Neff, W.D..
16) Gibson, W.P.R. and Beagley, H.A: Electrochchleography in the diagnosis of acoustic neuroma. J. Laryngol and Otol. 90; 127-139. 1976.
17) Coats, A.C.: The summating potential and Meniere's disease. Arch. Otolaryngol. 107; 199-268, 1981.
18) Portmann, M., Aran, J.M. and Lagourgue, P.: Testing for "recuruitment" by electrocochleography. Ann. Otol. 82; 36-43, 1973.
19) Jewett, D.L. et al.: Human auditory evoked potential.: possible brain stem components detected on the scalp. Science 167; 1517, 1970.
20) Sohmer, H. and Feinmesser, M: Cochlear Action Potentials Recorded from the External Ear in Man, Ann. Otol. 76;427-435, 1967
21) 市川銀一郎: 聴性脳幹反応の背景, 耳喉, 53; 713-719, 1981.
22) Stockard, J.J. and Stockard, J.E.: Detection and localization of occult lesions with brain stem auditory responses. Mayo Clinic Proc. 52; 761-769, 1977.
23) Jerger, J.: Clinical experience with impedance audiometry. Arch. Otolaryngol. 92; 311-324, 1970.
24) 船坂宗太郎: インピーダンス・オージオメトリ 耳喉, 53; 696-702, 1981.
25) 市村恵一, 小寺一興, 船坂宗太郎: インピーダンス聴力検査の判定規準の検討ならびに伝音難聴耳への応用について, 日耳鼻, 79; 555-567, 1976.
26) Harbener, S.A. and Snyder, J.M.: Stapedius reflex amplitude and decay in normal hearing ears. Arch. Otolaryngol. 100; 294-297, 1974.
27) 神崎 仁, 野村恭也: インピーダンスオージオメトリー, 中学医学社. 1979.
28) 野村恭也: インピーダンス検査, 耳鼻咽喉科Q&A, 堤昌已他編, 六法出版. 276-277. 1981.
29) Kemp, D.T.: Stimulated acoustic emissions from within the human auditory system. J. Acoust. Soc. Am. 64;

1386-1391, 1978.

30) 田中康夫: 誘発耳音響放射の臨床. 金原出版, 1996.
31) Kemp, D.T.: Evidence of mechanical nonlinearity and frequency wave amplification in the cochlea. Arch. Otorhinolaryngol. 224; 37-45, 1979.
32) Dallos, P. Popper, A.N. & Fay, R.R.: The cochlea. Springer. 1996.
33) Kemp. D.T. Ryan, S. and Bray, P.: A guide to the effective use of otoacoustic emissions. Ear. Hear. 11; 93-105, 1990.
34) Martin, G.K. Probst, R. and Lonsbury-Martin, B.L.: Otoacoustic emissions in human ears: Normative findings. Ear. Hear. 11; 106-120, 1990.
35) Brünner, S. et al.: Tomography in cholesteatoma of the temporal bone. Am J Roentgenol 97; 588-596, 1966.
36) Valvassori, G.E.: The abnormal internal auditory canal. The diagnosis of acoustic neuroma. Radiology. 92; 449-459, 1969.
37) 中井義明, 田中耕一: 側頭骨における断層撮影, 耳鼻臨床, 65; 547-556, 1972.
38) Shaffer, K.A. et al.: Thine section computed tomography of the temporal bone. Laryngoscope. 90; 1099-1105, 1980.
39) Shaffer, K.A. et al: High resolution computed tomography of the temporal bone. Radiology. 134; 409-414, 1980.
40) 神崎　仁, 斉藤成司, 志賀逸夫: 側頭骨病変に対する超高分解能CTの臨床応用, 耳喉, 53; 993-1001, 1981.
41) 中井義明: Positron emission tomography. バイオメカニズム学会誌, 21; 118-121, 1997.
42) 中井義明他: 標準耳鼻咽喉科・頭頚部外科学（第3版）, 医学書院. 東京, 2001.
43) 飯沼寿孝編: CLIENT21 画像診断, 中山書店, 東京, 2001.

第6章　参考文献

1) 中井義明: 鼓膜穿孔, 今日の治療指針, 医学書院. 667, 1980.
2) 湯浅　涼: 日帰り手術および関連外科, CLIENT21 外耳・中耳, 中野雄一編 296-299頁, 中山書店, 東京, 2001.
3) Armstrong, B.W.: A new treatment for chronic secretory otitis media; Arch. Otolaryngol, 59; 653-661, 1954.
4) 鈴木淳一, 中井義明, 平野　実: 標準耳鼻咽喉科・頭頚部外科学（第3版）, 医学書院. 2001.
5) 山崎太朗, 中井義明, 前田育子: 慢性中耳炎の細菌の動向およびその局所療法, 耳鼻臨床, 71, 増1; 584-606, 1978.
6) Zöllner, F.: Hals-Nasen-Ohren Heilkunde., Georg Thieme, Verlag Stuttgart 1974.
7) 本庄正一, 大内　仁: 鼓室成形術, 金原出版. 1972.
8) Fisch, U.: Tympanoplasty and Stapedectomy; Georg Thieme Verlag Stuttgart, 1980.
9) Shambaugh, G.E.: Surgery of the ear; W.B. Saunders Co., Philadelphia, London, 1969.
10) Wullstein, H.L.: 聴力改善手術, 神尾友彦訳, 医学書院, 1979.
11) 森　満保: イラスト耳科手術; メディカルイラスト社, 1979.
12) 三宅　弘: 突発性難聴の臨床, 第76回日本耳鼻咽喉科学会, 宿題報告モノグラフ, 1974.
13) Nakai, Y. et al: Application of loop diuretics for treatment of sensorineural hearing impairment. Acta Otolaryngol. (Stockh.), 94; 37-43, 1982.
14) 吉岡邦英, 本多芳男, 関　和夫, 井上秀郎: いわゆる突発性難聴における手術的治療の適応, 日耳鼻, 84, 1190-1191, 1981.
15) 森　満保, 平島直子, 安田宏一: アミドトリゾアートが奏効した突発性難聴症例, 耳鼻, 20; 599-604, 1974.

16) 永浜武彦: 耳鳴, 今日の治療指針; 566-567, 1976.
17) 馬場俊吉, 八木聰明: 耳鳴マスカー療法. JOHNS 9; 97-100, 1993.
18) 丹羽英人: 耳鳴, CLIENT21 症例（野村恭也他編）, 274-282 頁, 中山書店, 東京, 2001.
19) 工田昌也: 耳鳴のシンセサイザー療法. JOHNS 9; 101-105, 1993.
20) Hazell JWP: A tinnitus synthesizer physiological consideration. J Laryngol Otol 4 (Suppll); 187-195, 1979.
21) Jastreboff PJ and Jastreboff MM: Tinnitus retraining therapy (TRT) as a method for treatment of tinnitus and hyperacusis patients. J Am Acad Audiol 11; 162-177, 2000.
22) 関谷芳正, 松田太志, 高橋真理子, 村上信五: 耳鳴に対する新しい治療法・TRT（療法）, 耳鼻臨床, 95; 639-646, 2002.
23) Djourno, A., Eyries, C. and Vallancien, B.: De l'excitation electrique du nerf cochleaire chez l'homme, parinduction a distance, A'laidi d'un micro-bobinage a dmeure. CR. Soc. Biol(Paris), 151; 423-425, 1957.
24) Doyle, J.H., Doyle, J.B. and Turnbull, F.A.: Electrical stimulation of the eighth cranial nerve. Arch. Otolaryngol., 80: 388-391, 1964.
25) Simmons, F.B.: A functioning multichannel auditory nerve stimulator. Acta Otolaryngol. (Stockh), 87; 170-175, 1979.
26) Michelson, R.P.: Electrical stimulation of the human cochlea. Arch. Otolaryngol., 93; 317-323, 1971.
27) House, W.F. and Vrban, J.: Longterm results of electrode implantation and electrical stimulation of the cochlea in man. Ann, Otol 82; 504-510, 1973.
28) Bilger, R.C.: Evaluation of subjects, presently fitted with implanted anditory prostheses. Ann. Otol., 86 Suppl. 38; 1-176, 1977.
29) Dormer, K.J., Richard, G.L., Hough, J.V.D. and Nordquist, R.E.: The use of rare earth magnet couplers in cochlear implants. Laryngoscope. 91; 1812-1802, 1981.
30) 熊川孝三: 人工内耳とインフォームドコンセント. JOHNS, 12; 1083-1086.
31) 熊川孝三: 人工内耳. 人工臓器, 27; 123-127, 1998.
32) Brackmann DE, et al: Auditory brainstem implant. I. Issues in surgical implantation, Otolaryngol Head Neck Surg 108; 624, 1993.
33) Suzuki, J. et al: Partially implantable piezoelectric middle ear hearing device, Otolaryngol Clin North Am 29; 1, 1995.
34) Yanagihara N, Gyo K, Hinohira Y: Partially implantable hearing aid using piezoelectric ceramic ossicular vibrator, Otolaryngol Clin North Am 28; 1, 1995.

索　引

欧　文

[A]

AGC（Automatic Gain Control）方式 ……113
Alexander 型 ……………………………44
ARC（Automatic Recruitment Control）方式　113

[B]

Bèkésy の場所説 …………………………25
Bing-Siebenmann 型 ……………………44

[C]

Carhart の凹み ……………………………31

[D]

Deafler-Stewart 法 ………………………93
DL 検査（difference limen test）………65

[H]

Helmholz の共鳴説 ………………………25

[J]

Jacobson 神経 ……………………………7
Jerger の難聴型分類 ……………………68

[L]

Lucae（ルーツェ）の音叉 ………………50

[M]

Michel 型 …………………………………44
Mondini 型 ………………………………44
MOP（Maximam Output Power Control）方式 …113
MRI（磁気共鳴画像）……………………98
mtDNA3243 変異 …………………………45
Multichannel Auditory Brainstem Implant ……110
noise induced temporary threshold shift（NITTS）…68

[P]

PET（positron emission tomography）…………98
Prussak 線維 ………………………………5

[S]

SAL 検査 …………………………………54
Scheibe 型 …………………………………44
Schrapnell 膜 ………………………………5
SISI 検査 …………………………………66
Summating potential ……………………26

[T]

TRT（tinnitus retraining therapy）……108
TTS検査（temporary threshold shift test）……68

[W]

weighting noise ……55

和文

[ア]

圧縮骨導 ……24
アナログ補聴器 ……112
アブミ（鐙）骨 ……6

[イ]

閾値上検査法（補充現象）……64
遺伝性難聴 ……44
インピーダンスオージオメトリー ……85

[ウ]

ウェーバー（Weber）法 ……50

[エ]

遠心神経 ……14
遠心神経線維 ……27

[オ]

オージオグラム ……49
オージオメータ ……49
オルト吻合 ……15
音圧レベル（sound pressure level, SPL）……52

音響外傷 ……39
音響性耳小骨筋反射 ……88
音叉 ……50

[カ]

外耳 ……3
外耳道 ……3,23
外耳道炎 ……29
外耳道閉鎖症 ……29
外リンパ瘻（内耳窓破裂症）……42
快適レベル（MCL.most comfortable level）…49
蓋膜 ……12
外有毛細胞 ……12,13
会話音域 ……22
蝸牛管 ……10
蝸牛神経活動電位（Ap）……27
蝸牛電気反応（CM）……26
蝸牛内リンパ電位（Ep）……26
蝸牛の電気現象 ……25
数遊び検査 ……77
蝸電図（electrocochleogram, E coch G）……82
加齢 ……41
感音難聴 ……1
感覚レベル（sensation level, SL）……52
慣性骨導 ……25
緩速語音聴取法 ……93

〔キ〕

聞こえのレベル（hearing level, HL）…………52
キシロカイン静注療法……………108
基底板……………12
気導純音聴力（閾値）レベル測定法……………58
気導聴力検査……………53
キヌタ（砧）骨……………6
逆むき反射（応）……………89
求心神経……………13
求心神経線維……………27
急性中耳炎……………30,102
急性低音障害型感音難聴（低音型突発難聴）…42
緊張部……………5
下鼓室……………6
血管条……………15,34
血流改善……………105

〔コ〕

口蓋帆挙筋……………9
口蓋帆張筋……………9
交感神経線維……………15
高気圧酸素療法……………105
抗腫瘍薬……………36
光錐……………5
語音聴取閾値検査（speech reception threshold test, SRT）……………74
語音弁別スコア……………70
語音弁別損失……………73
語音明瞭度検査（speech discrimination or articulation test 語音弁別能検査）……………69
鼓室……………5
鼓室階……………10
鼓室硬化症……………30
骨伝導……………24
骨導純音聴力（閾値）レベル測定法……………61

骨導聴力検査……………54
鼓膜……………4,23
鼓膜疾患……………29
鼓膜穿孔……………101
鼓膜穿孔閉鎖検査（patch test）……………67
後迷路性難聴……………1
コルチトンネル……………15
混合性難聴……………1
コンピュータ断層撮影（CTスキャン）……………98

〔サ〕

最高明瞭度……………73
詐聴……………93
3分法……………50

〔シ〕

耳音響放射……………89
耳硬化症……………31,103
耳小骨……………6,23
耳栓骨導検査……………66
ジェレ（Gellé）法……………51
弛緩部……………5
耳管……………9,23
耳管狭窄症……………30,101
自記オージオメトリー……………67
耳垢栓塞……………29
耳石器（卵形嚢、球形嚢）……………10
自動化ABR早期新生児聴力スクリーニング装置…78
自発耳音響放射……………92
4分法……………49
シャールゾンデ（Schallsonde）検査……………67
シュワバッハ（Schwabach）法……………50
条件詮索反応聴力検査（conditioned orientation response audiometry, COR）……………77
上鼓室……………5

耳漏	94
人工中耳	115
人工内耳	109
真珠腫	30
滲出性中耳炎	30,101
新生児聴力検査	78
振動による蝸牛障害	40

〔ス〕

ステンゲル法	93
ストマイ難聴	45
スピーチオージオグラム	73
スピーチノイズ	74

〔セ〕

静的コンプライアンス	87
前庭	10
前庭階	10
前庭半規管	10
先天性難聴	44

〔タ〕

帯域雑音	55
代謝賦活	105
ダイテルス細胞	15
ダイナミックレンジ	113
大脳皮質領域	27
他覚的聴力検査	78

〔チ〕

中鼓室	6
中耳	4
中耳試験開放術	107

中耳性難聴	30
聴覚中枢路	27
聴器毒性薬物	35
聴性行動反応聴力検査（behauioral observation audiometry，BOA）	78
聴性脳幹反応(auditory brainstem response，ABR)	82
聴性誘発反応（ERA）	80
聴力障害の型	64
聴力損失	53
聴力レベル	53

〔ツ〕

ツチ（槌）骨	6

〔テ〕

ティンパノメトリー	86
デジタル補聴器	113
デシベル（decibel，dB）	51
伝音難聴	1

〔ト〕

頭部外傷	40
突発性難聴	41

〔ナ〕

内耳	10
内耳性難聴	1,32
内耳動脈	17
内有毛細胞	12,13
内リンパ嚢	10
難聴の程度	49

〔ニ〕

乳突洞……………………………………7
乳突蜂巣…………………………………7

〔ハ〕

白色雑音…………………………………54
ハベヌラペルフォラータ………………14
バランステスト（ABLBテスト）………64

〔ヒ〕

歪語音明瞭度検査………………………75
歪成分耳音響放射………………………91
ピープショウテスト（のぞき絵検査）…77
皮膚電気反応聴力検査…………………85

〔フ〕

不快レベル（UCL.uncomfortable level）…49
負荷聴力検査法…………………………66
副腎皮質ステロイド薬…………………105
プラトー法…………………………55,62

〔ヘ〕

ベッチャー細胞…………………………15
ヘンゼン細胞……………………………12

〔ホ〕

方向感覚検査……………………………76
補聴器……………………………………110

〔マ〕

膜迷路……………………………………10
マスカー療法……………………………108
マスキング（masking 遮蔽）………54,60
慢性中耳炎……………………………30,102

〔ミ〕

耳鳴（tinnitus）…………………………94
耳鳴検査…………………………………95

〔メ〕

メニエール病……………………………43

〔ユ〕

遊戯聴力検査……………………………77
誘発耳音響放射（transiently evoked OAE；
EOAE, TEOAE）……………………90

〔ヨ〕

幼児聴力検査……………………………76

〔ラ〕

ライスネル膜……………………………16
ラセン器（コルチ器）……………………12
ラセン器内負電位（DC）………………26
らせん血管………………………………12
らせん靱帯………………………………15
らせん板縁………………………………11

〔リ〕

両耳合成能検査 …………………………76
両耳聴検査 ………………………………76
両耳分離能検査 …………………………76
リンネ（Rinne）法………………………50

〔ル〕

ループ利尿薬 ……………………………37
ループ利尿薬療法（L-V療法） ………105

〔レ〕

レクルイートメント現象 ………………64

〔ロ〕

老人性難聴 ………………………………41
ローゼンタル管 …………………………15
6分法 ……………………………………50
ロンバール法 ……………………………93

〔ワ〕

話声域（言語帯域）………………………49

中井義明　略歴

昭和33年	大阪市立大学医学部卒業
昭和38年	大阪市立大学助手（医学部耳鼻咽喉科）
昭和39年	ニューヨーク眼耳鼻病院およびエール大学出張
昭和52年	大阪市立大学教授
昭和58年	日本基礎耳科学会会長
昭和59年	大阪市立大学医学部附属看護専門学校校長（兼任）
昭和62年	日本オージオロジー学会会長
昭和63年	日韓耳鼻咽喉科頭頸部外科学会会長
平成6年	日本耳科学会会長
平成7年	日本平衡神経科学会会長
平成8年	大阪市立大学医学部附属病院長（兼任）
平成9年	日本耳鼻咽喉科学会会長
平成11年	大阪市立大学名誉教授
	（財）大阪市立大学医学振興協会理事長
現在	世界耳鼻咽喉科頭頸部外科学会（IFOS）騒音性難聴委員会委員長，理事選考委員
	国際聴覚連合（Hearing International）理事，編集長
	アジアオセアニア耳鼻咽喉科頭頸部外科学会　理事
	日韓耳鼻咽喉科頭頸部外科学会　理事
	日本聴覚医学会　理事（聴覚検査講習会担当）
	耳鼻咽喉科臨床学会　監事

ⓒ2003

第1版2刷　2008年7月31日
第1版発行　2003年9月25日

聴こえの臨床

（定価はカバーに表示してあります）

検印省略

著　者　　中　井　義　明

発行者　　服　部　秀　夫

発行所　　株式会社　新興医学出版社

〒113-0033　東京都文京区本郷6丁目26番8号
電話　03（3816）2853　　FAX　03（3816）2895

印刷　株式会社　藤美社　　ISBN978-4-88002-621-3　　郵便振替　00120-8-191625

・本書およびCD-ROM（Drill）版の複製権・翻訳権・譲渡権・公衆送信権（送信可能化権を含む）は株式会社新興医学出版社が所有します。
・**JCLS**〈（株）日本著作出版権管理システム委託出版物〉
本書の無断複写は著作権法上での例外を除き禁じられています。複写される場合は，その都度事前に（株）日本著作出版権管理システム（電話03-3817-5670，FAX 03-3815-8199）の許諾を得てください。